Gold Medalist's Method

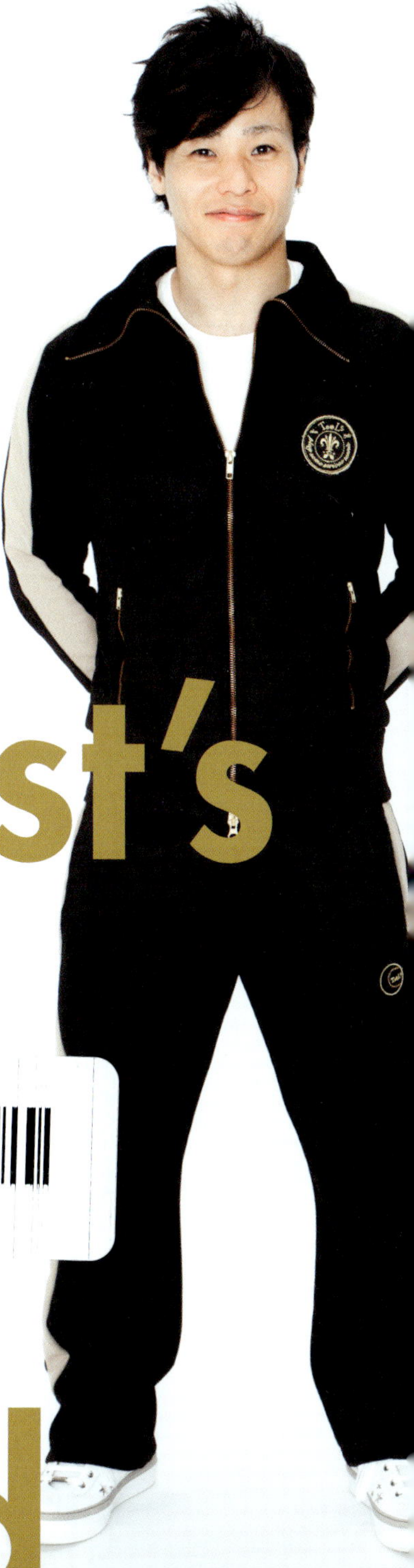

これから、僕のオリジナルの腰痛メソッドをご紹介します。最大の特徴は、神経の通り道を刺激するエネルギーライン・マッサージ。ひどい腰痛持ちの僕が、自分のカラダを実験台にして考えたものです。

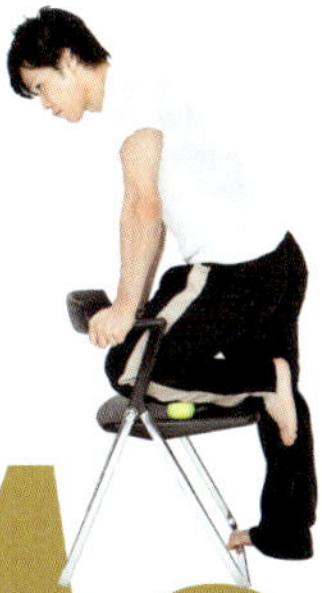

また、緊張を緩和するストレッチ、腰痛予防の腹圧アップエクササイズ、全身をゆるめるイメージトレーニングなどもこの本に盛り込みました。すべて現役時代に編み出した清水流です。

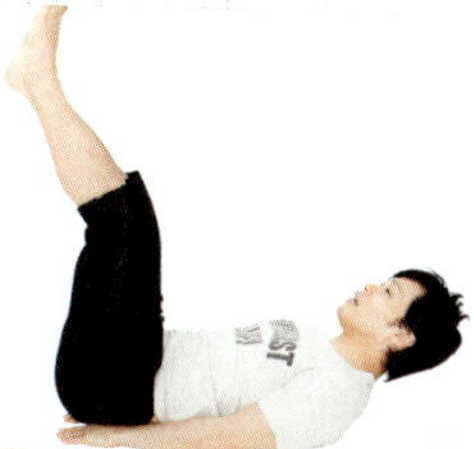

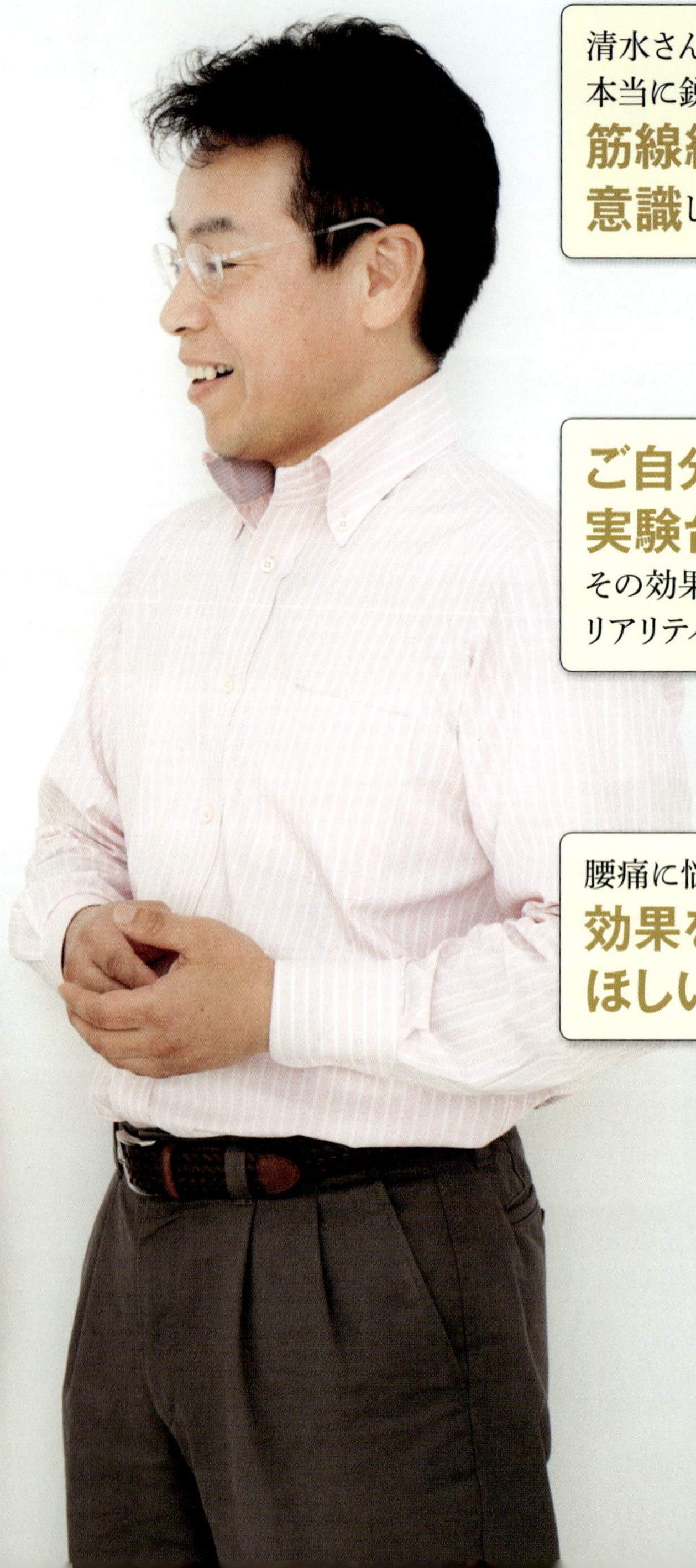

清水さんの感覚は
本当に鋭敏。
筋線維の一本まで
意識していましたね。

ご自分のカラダが
実験台ですから
その効果には
リアリティがあります。

腰痛に悩む多くの人たちに
効果を実感して
ほしいですね。

柳 浩史

やなぎ・こうじ　日本体育協会公認アスレティックトレーナー。小守スポーツマッサージ所属。スポーツマッサージ、鍼灸、整体、すべてに精通し、オリンピッククラスのアスリートたちの施術を請け負う。

現役時代、柳さんの施術で
カラダの勉強を
させてもらいました。

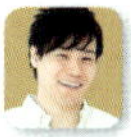

エネルギーライン・
マッサージは
当時の柳さんとの
やりとりから生まれました。

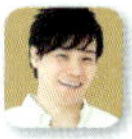

今でも腰が張ったり
疲れたときに
自分で行って
腰痛をケア
しています。

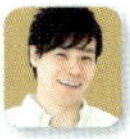

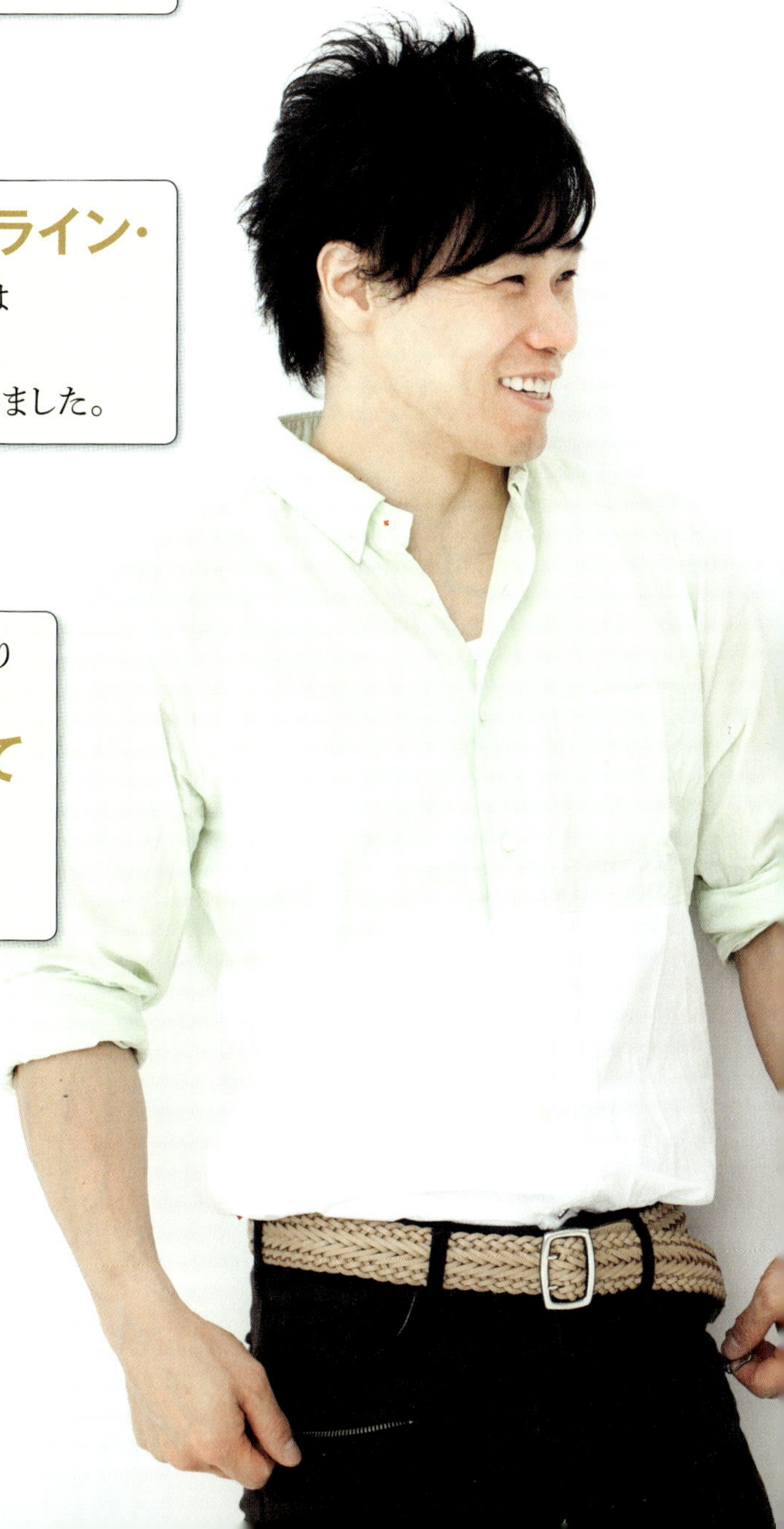

清水宏保

しみず・ひろやす　元スピードスケート選手。98年長野オリンピックの500mで金、1000mで銅、02年ソルトレイクシティの500mで銀メダルを獲得。現在はテレビ、ラジオ、講演などで活躍。

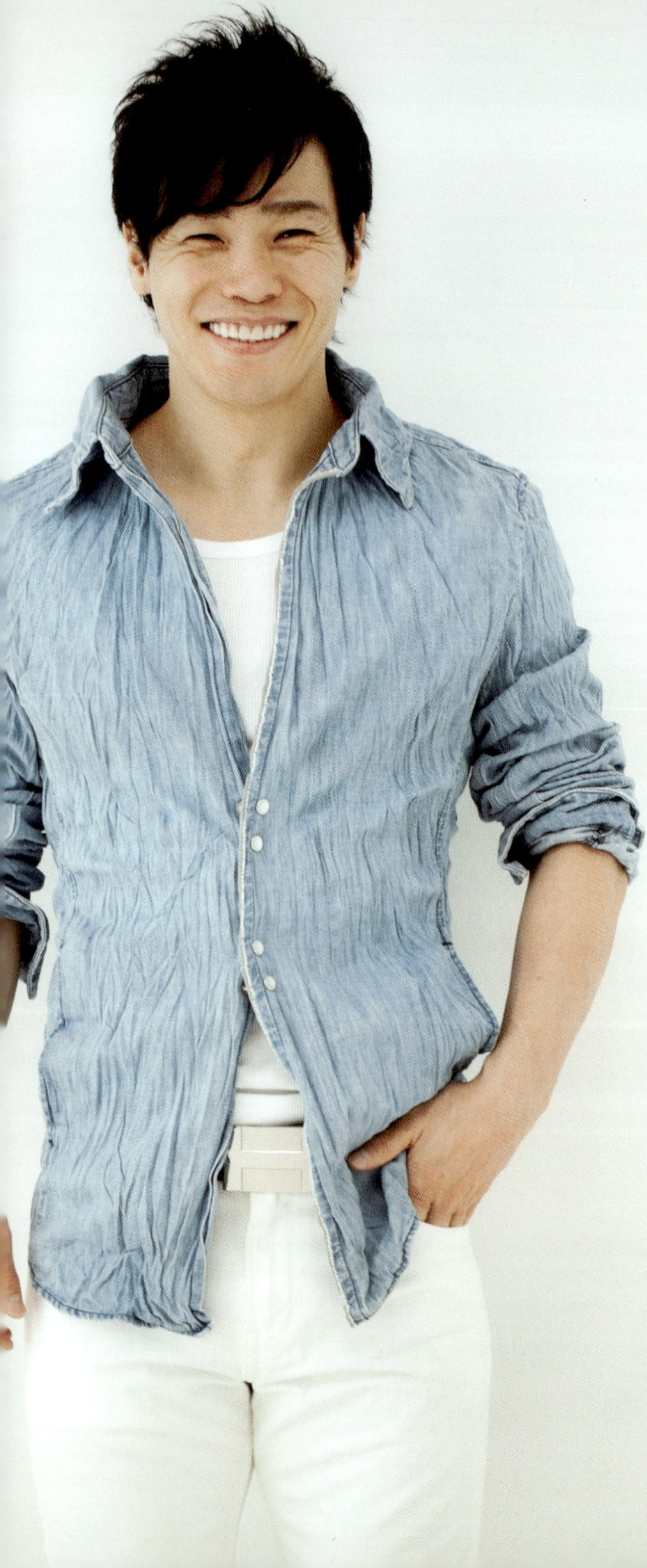

「誰かに治してもらうという姿勢では、腰痛は改善しません。
悪化する前に**自分自身で積極的にケア**していくことが重要です。
そのことに気づいたおかげで、**僕なりのメソッド**ができました。
何をしても腰痛が楽にならなかった人も、ぜひ行ってみてください。」

金メダリストが考えた世界一の腰痛メソッド

清水宏保

長野オリンピック スピードスケート 金メダリスト

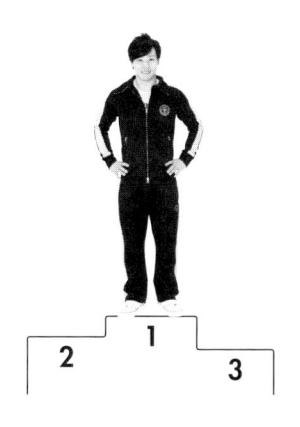

マガジンハウス

はじめに

こんにちは、清水宏保です。

メダリストという肩書きのせいか、タフな肉体と思われることが多いのですが、実は僕は30分続けて立っていられないほどの腰痛持ちです。大学生の頃からずっと腰に爆弾を抱えていて、一時は歩けないほどの激痛に見舞われたこともあります。現役時代は、どうしてこんなことになってしまったんだろうと悩み、数え切れないほどの病院や整体、マッサージ巡りをしていました。

でもあるときから、他人任せでは腰痛は改善しない。そのことに気づいたんです。そこから、自分のカラダを実験台にして、少しでも腰痛を和らげる方法を試行錯誤していきました。ここに刺激を入れるとカラダはこう反応する。そんなメカニズムをひとつずつ知り、ようやくオリジナルの腰痛メソッドに辿り着いたのです。

現役時代の無理がたたって今もまだ、腰痛は完治していません。けれど、このメソッドのおかげで、かなり腰の張りや痛みをコントロールできるようになりました。同じように腰痛で悩み、マッサージ巡りをしている人たちに、セルフケアのひとつの手段として僕のメソッドを試してみてほしい。そんな思いから、この本を作りました。

大丈夫。カラダと向き合えば、腰痛改善への道は必ず開けます。

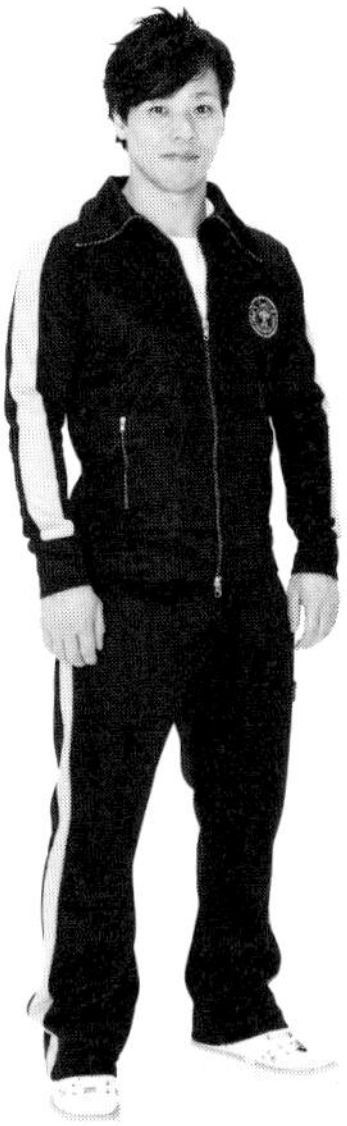

もくじ

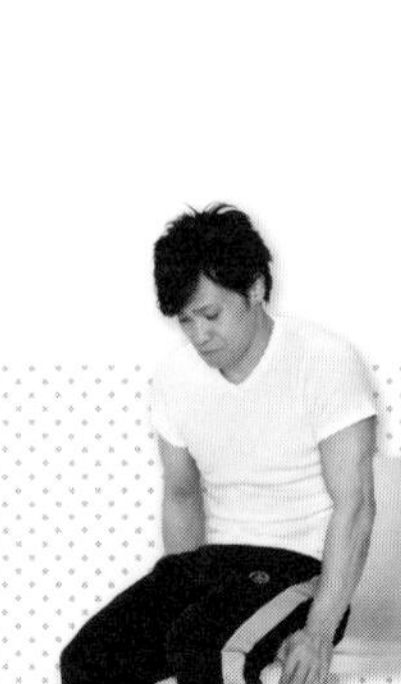

頑固な腰の張り、痛みを改善する「エネルギーライン・マッサージ」

+αの上半身マッサージで、腰の凝りや痛みを、より緩和。

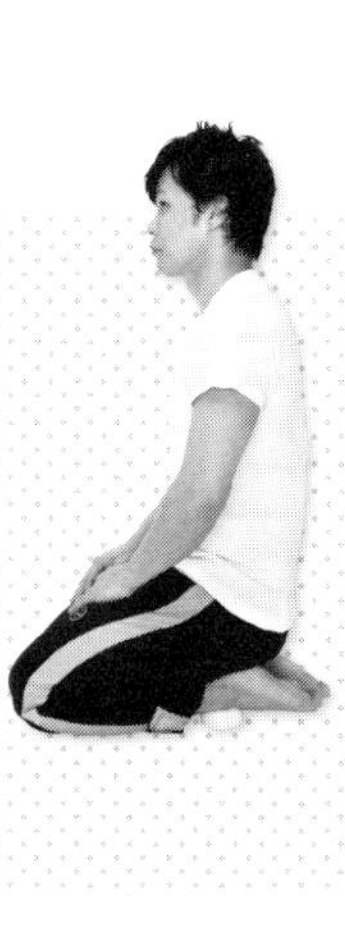

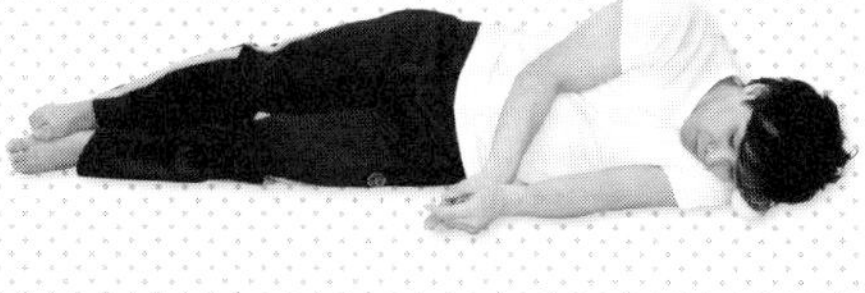

腰回りの筋肉の緊張をほぐすデイリーケア
「緊張緩和ストレッチ」

もう腰痛を繰り返さないための
「腹圧アップ・エクササイズ」

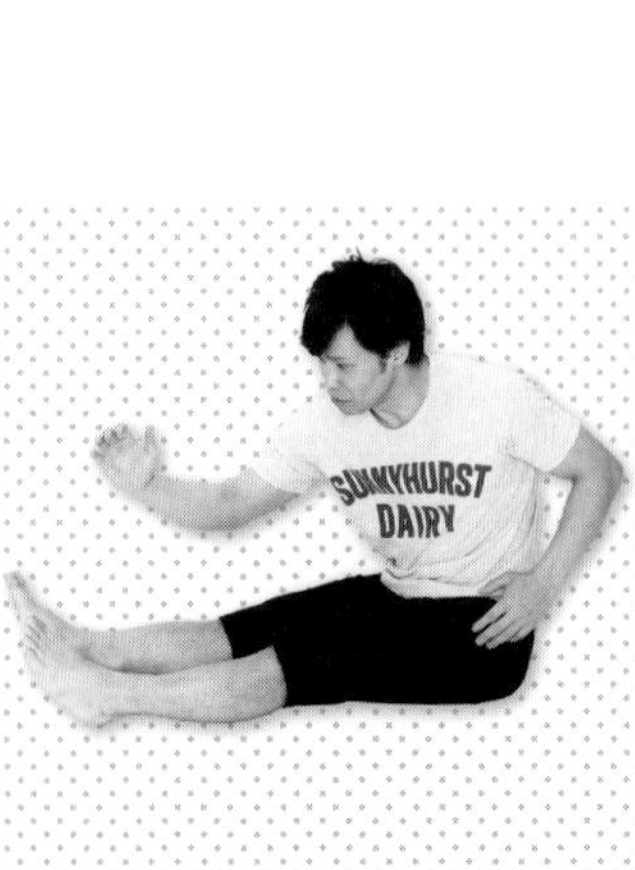

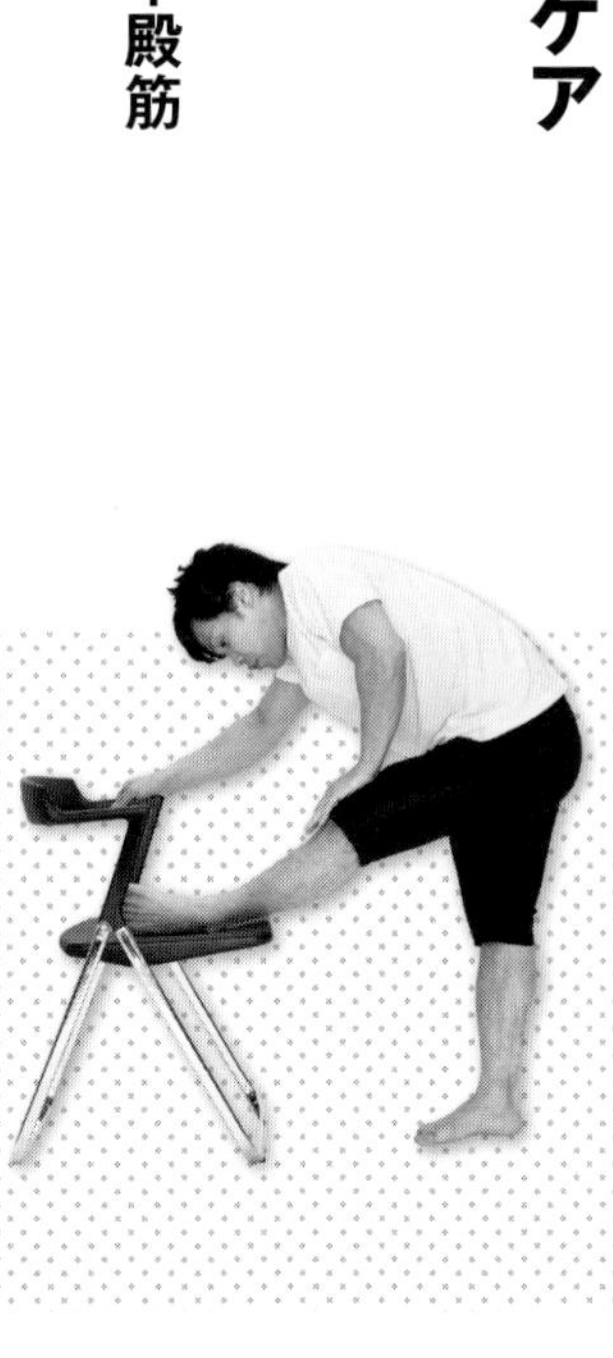

副交感神経を働かせ腰をゆるめる
「腰痛改善イメージトレーニング」

清水流メソッドについて

「エネルギーライン・マッサージ」は腰痛緩和の第一歩となるメソッドです。マッサージを行う頻度に関しては、p66を参照してください。

「緊張緩和ストレッチ」はマッサージの効果をより促すメソッドです。マッサージと併用して行ってください。

「腹圧アップ・エクササイズ」は、予防のためのメソッドです。マッサージとストレッチで、ある程度痛みを解消した後に行うことをおすすめします。

「腰痛改善イメージトレーニング」はリラックスしたいときや就寝前などに行ってください。

なお、すべてのメソッドについて、腰痛が悪化したと感じたり、腰に激しい痛みを伴うような場合は、必ず専門医に相談してください。

Interview

カラダと向き合うことで国民病・腰痛は改善できる。

日本が誇る金メダリスト、清水宏保さん。
一体どのようにして独自の腰痛メソッドに
辿り着いたのだろう？
20年にわたる腰痛との長く苦しい闘いから、
その秘密を解き明かします。

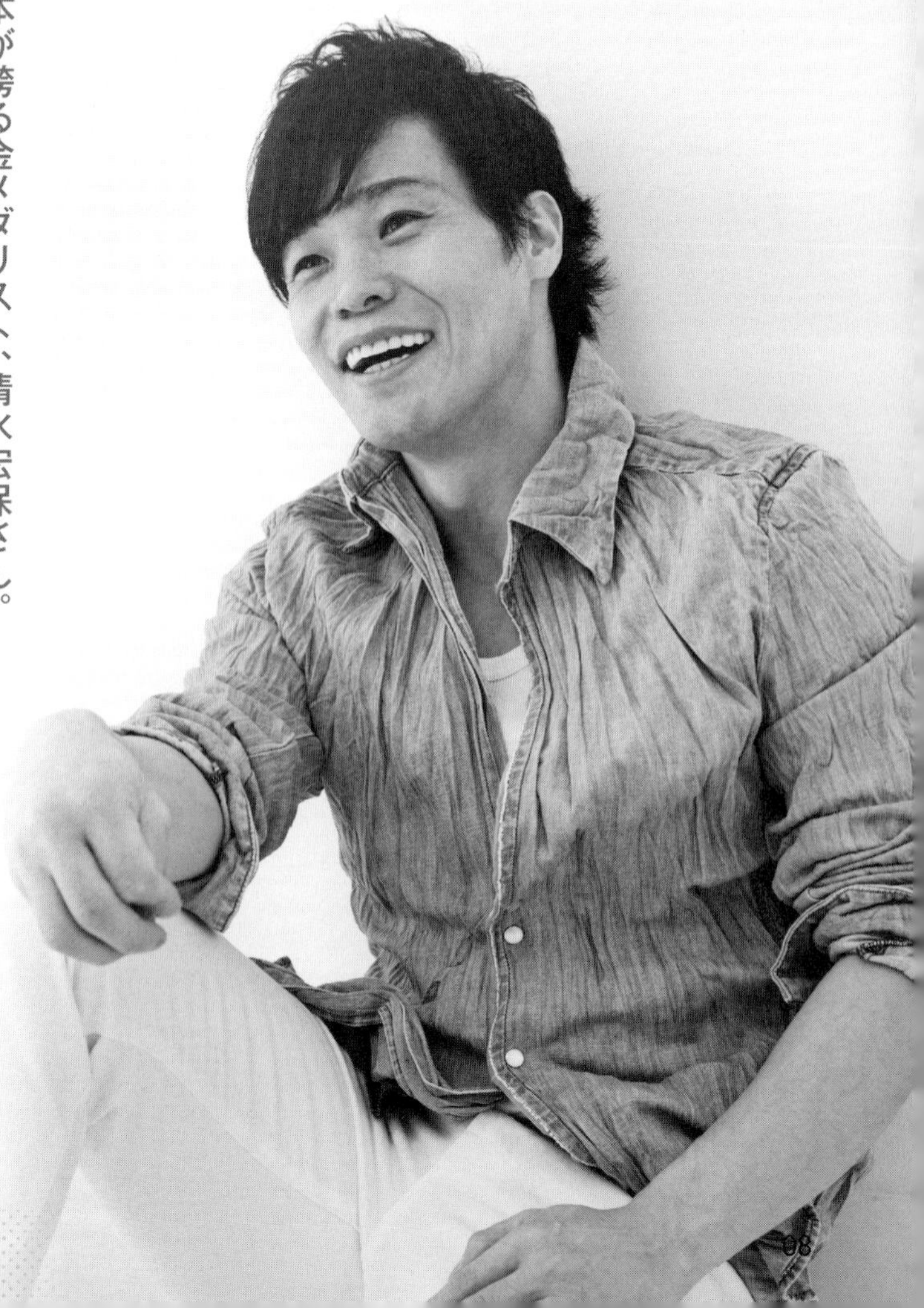

僕と腰痛との付き合いは、もう20年近くになります。

現役当時から「腰の爆弾」のことは、周囲にも知られていました。

これは、スケートという競技特性と無関係ではありません。

スピードスケートという競技は、スポーツの中でもとくに腰に負担がかかります。スタートからゴールまでずっと前傾姿勢で、一歩蹴るごとにカラダの真下に力を伝えなくてはならないからです。

僕が初めてスケート靴を履いたのは3歳のとき。スケートは肺を鍛えることができるので持病のぜんそくの改善にいい。そんな理由から本格的にスケートを始め、競技を続けてきました。それでも、よく筋肉が張ることはあっても、とくに腰の不調は感じていなかったのです。

突然の腰痛に襲われたのは、大学2年のとき。ハードな練習をした日の夜、ぎっくり腰の症状が現れました。すぐに整形外科に行き、レントゲンを撮って、鎮痛剤を飲みながら一週間の安静。痛みが引いてから、徐々にトレーニングを再開しました。でもその後は、疲れが溜まってくると、たびたびぎっくり腰の症状が出るように。

Interview

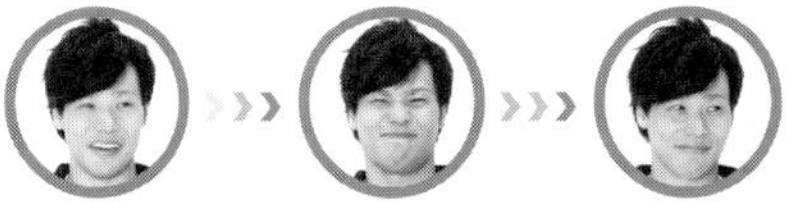

そうしているうち、精密な画像診断で椎間板《ついかんばん》ヘルニアと腰椎《ようつい》分離《ぶんり》症《しょう》を併発していることが分かりました。僕と腰痛との長い付き合いが、ここから始まります。長野オリンピックでの金メダルは、その腰痛をなんとか飼いならしながらのトレーニングで取ることができました。

ところが、ソルトレイクシティ・オリンピックを控えた２００１年の冬。腰痛を悪化させる致命的なことが起こりました。交通事故です。僕の乗っている車が、横から別の車に突っ込まれたんです。すごい衝撃でした。それをきっかけに、これまで感じたことのない腰痛に苦しめられることになりました。

体重をかけると足の甲がずきんずきん痛くて、歩けない。トイレに行くのもやっと。変な話、壁を伝ってようやくトイレに行っても、「大」をした後、お尻を拭くのに時間がかかる。靴下も立ったまま履けないので、カラダをバレリーナのように反らせてそーっと履いていました。どの体勢をとれば楽なのか、自分でも全然分からない状態です。後からわかったことですが、このときの病名は、腰椎《ようつい》変形《へんけい》すべり症《しょう》。

金メダルは確実と言われていたオリンピックの３カ月前のことでした。練習はもちろん毎回、痛みとの闘い。レース本番では、いつものようにギリギリまで集中力を高めていく作業どころではありませんでした。結果は、銀メダル。

このオリンピック後から、腰痛に対する姿勢が変わったような気がします。それまでは痛いし怖いからと避けていた鍼を取り入れたのも、これ以降。また、マッサージを受けながらカラダを改善させる方法を周囲から教えてもらい、自分なりの工夫を重ねるようになっていきました。

日頃からのケアをすれば、腰痛の悪化は防げる。

２００１年以降、僕は〝腰痛行脚〟の旅に出ました。

通った整形外科や整体クリニックは数知れません。でも、どこに行っても「ヘルニアだね」と片付けられ、一向に腰痛は改善しませんでした。

そして２００７年、ついに腰の手術を決心。腰の様子が急変し、歩け

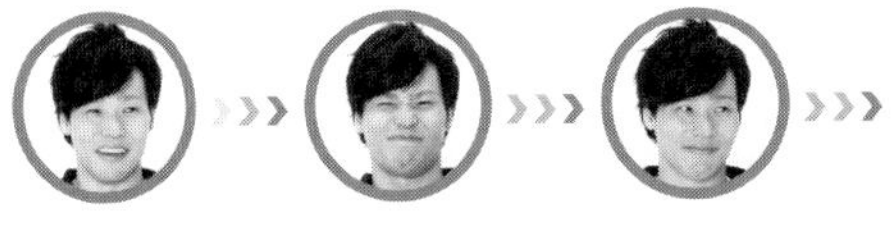

ない、トレーニングできないという状況になってしまったんです。なにしろ、ベッドからトイレにも行けない状況、躊躇してはいられません。いろいろ調べたら、脳神経外科がいいらしいということが分かりました。ようやく信頼できる先生に巡り会い、いよいよ手術へ。

痛みの原因は滑膜膿胞《かつまくのうほう》という診断。ヘルニアの部分に滑膜膿胞という袋状のものがあり、これが腫れ上がって神経を圧迫しているという説明でした。分離症にヘルニア、すべり症に滑膜膿胞。後で脊柱管狭窄症《せきちゅうかんきょうさくしょう》でもあったことも分かりました。我ながらどれだけ病気が好きなんだ？という感じです。

手術ではすべり症だけ、手をつけませんでした。ずれた背骨をプレートでつないでボルトで固定しなくてはならず、スポーツができなくなる可能性があったからです。でも幸いなことに、僕は背骨と太ももの骨をつなぐ腸腰筋《ちょうようきん》という筋肉がとても太かったので、それ自体がプロテクターになるだろうと判断されました。ならば筋肉に頼ってみよう。ということで、すべり症とだけは一生のお付き合いになりました。

今でも、30分立っていられないというのは、このすべり症の影響です。ずっと立っていると脚がしびれてきて、放っておくと筋肉が固まってきます。講演などで長時間立たなければならないときは、じっとしていないでできるだけ動いて筋肉を固めないようにしています。講演のとき落ち着きがないのは、そんなわけです。

ただ、僕の腰痛が手術を受けるまでに悪化したのは、スケート選手として長年、筋肉を酷使してきたという特殊な事情があります。しかも、若い頃は腰痛にしっかりと向き合っていなかった。手術はその結果の、最後のやむを得ない選択でした。重症になるその前に、予防策を取り入れることがいかに重要か、今は痛切に感じています。

自分のカラダのメカニズムを客観的に掴む。

話は大学時代に戻ります。

当時、僕は解剖学の勉強をしていたことがあります。座学は僕のいた

Interview

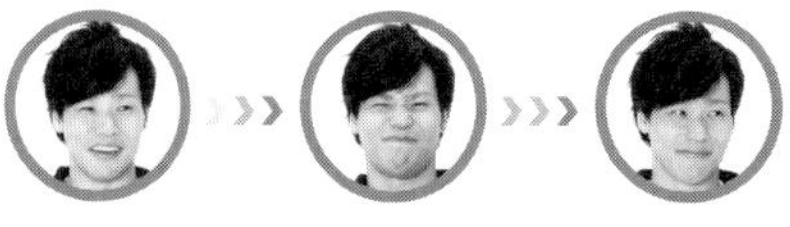

文理学部の授業のカリキュラムだったんですが、医学部には解剖実習がありました。僕はカラダの構造をもっと知りたくて、医学部にその実習を見に行っていたんです。

メスこそ握りませんでしたが、ヒトのカラダのすべてを見て、触りました。心臓も脳も、筋線維も神経も骨も。皮の一枚一枚を剥ぎ、子どもからお年寄り、筋肉質の人、そうでない人、いろいろな年齢、体型の人のカラダを見ました。抵抗がなかったといったら嘘になりますが、献体の意味を説明してもらって、敬意をもって触らせてもらいました。

こういう経験が、カラダのコンディショニングはもちろん、腰痛のケアにずいぶん役立ちました。脳の中でカラダの断面をイメージしたり、3Dとしてイメージできるので、どの部分を刺激すればこう効く、ということが確認しやすかったと思います。

こうして、20代前半からカラダのコンディショニングの精度を高めていきました。その精度がさらに高まったのは、長野オリンピックの翌年からお世話になっているトレーナーの柳浩史さんに出会ってからです。

柳さんは僕にとってカラダの先生。筋肉の名前から、どこをどう刺激したら、腰痛の緩和に有効なのか。神経やツボの通り道がどんなふうに関係しているのか。僕のカラダを実験台にするようにして、ふたりでやりとりをしながらオリジナルのメソッドを作り上げていきました。

それが、この本で紹介する「腰痛メソッド」です。

メソッドのメインとなるのは、ボールで腰の神経の通り道を刺激するマッサージです。僕はこれを「エネルギーライン・マッサージ」と名付けました。受け身のマッサージでは、とかく筋肉が過剰にほぐされてしまい、それによって炎症が起こることがあります。「エネルギーライン・マッサージ」では、自分が気持ちいいと感じるほどよい刺激を与えることができるので、カラダへの負担が少ないのです。血液の循環も促され、固まった背骨や骨盤回りの筋肉がゆるんで、関節の動きもよりよくなります。

柳さんとのセッションの中で、自分の筋肉と向き合い、学びながら作ったこのメソッドを、今回初めてみなさんにご紹介します。これまで何

Interview

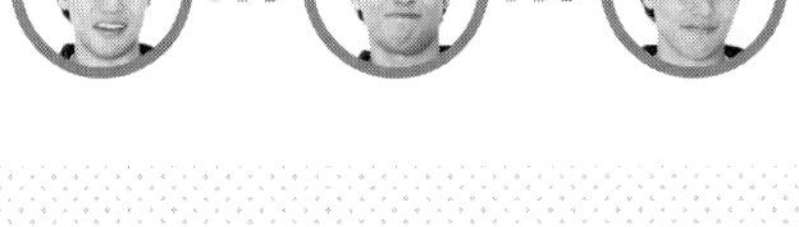

をしても腰痛が改善しなかったという人に、ぜひ役立てていただきたいと思っています。

国民病・腰痛を自分に合ったメソッドで予防。

柳さんをはじめ、医師やマッサージの方にいろいろ教えてもらっているうちに、腰痛もさまざまな種類があることが分かってきました。世の中では「腰痛」とひとくくりにしていますが、ヘルニアが前に出ているのか後ろに出ているのかで対処法もまったく違います。でも、示される治療法は常に一方通行であることが少なくない。

僕の場合は腰椎の4番、5番という部分のヘルニアが左後ろに出ています。だから、左の神経を末端から辿って刺激していくと症状が緩和する。このことを何年もかけて習得しました。どこをほぐすというポイントが分かってくれれば、腰痛の症状は緩和できるんです。

日本では、とかくお医者さんがなんとかしてくれるという病院頼みの傾向があります。僕自身もかつてはそうでした。でもそうじゃなく、まず症状や病気と向き合う。頭でっかちになるのではなく、自分のカラダや病気のメカニズムを知ることから始める。カラダをいい方向にもっていくには、そうした〝患者学〟の向上といったものが必要だと思います。

この本で紹介する「エネルギーライン・マッサージ」、ストレッチやエクササイズは、僕が自分のカラダを実験台にして少しずつ作り上げてきたメソッドです。腰痛の症状を緩和するひとつの方法として、ぜひ試してみてください。大切なのは自分に合った方法で、疲れが溜まっている部分をほぐして循環をスムースにさせること。そういう技法が広がっていけば、国民病といわれる腰痛も減り、予防医学につながるはずです。

重症な腰痛になれば、僕のように手術を受ける必要が出てくることもあります。その前にしっかりケアしていくことが、腰痛を悪化させない唯一の方法だと思っています。

さあ、一緒に腰痛ケアに取り組んでいきましょう！

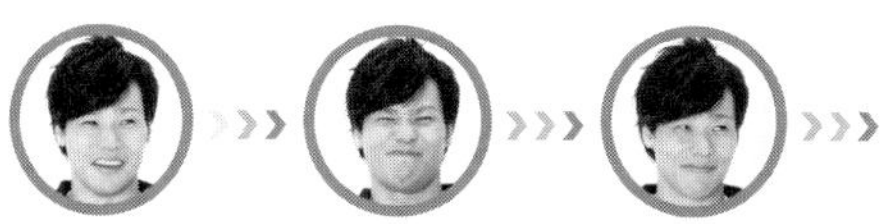

腰痛の基礎知識 1

腰痛の8割以上は、自分で治せる！清水流メソッドがそれを応援します。

ヒトはなぜ腰痛になるのか？　腰痛にきちんと向き合うためにも、まず基礎知識を学んでおこう。

腰痛が起こるそもそもの原因はヒトが2本の脚で歩くようになったこと。二足歩行で最も変化を遂げたのは背骨。重い頭をカラダの一番上に乗せて直立姿勢を保つため、背骨はまっすぐから曲線になった。

背骨は椎骨《ついこつ》という骨が積み上げられたもの。上から順に7個の頸椎《けいつい》、12個の胸椎《きょうつい》、5個の腰椎《ようつい》で成り立っていて、その下に仙骨《せんこつ》と尾骨《びこつ》がある。

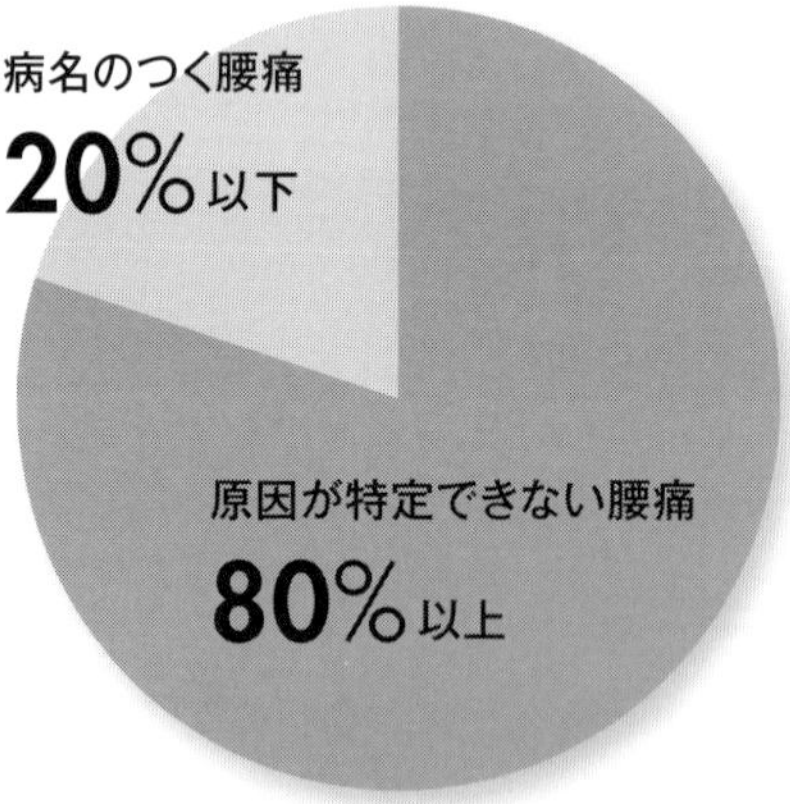
病名のつく腰痛
20%以下
原因が特定できない腰痛
80%以上

これらの骨はゆるやかなS字の曲線を描いて上体の重みを分散させ、カラダのバランスを保っている。

もし、こうした曲線がなければ上体の負担が大きすぎて、2本の脚で歩くどころか立つことも覚束ない。

そして、とくに負担がかかりやすいのは、上体の重みの6割強を引き受けている腰椎といわれている。

骨格の構造そのものが、そもそも腰に負担がかかりやすいとなれば、腰痛を訴える人が多いのも納得。ことにニッポンでは国民病とまでいわれているほど。
宿命ならば仕方ないと諦めるのは早い。実は清水宏保さんのように、はっきりと病名がつくような腰痛は少数派。骨や背骨の中を通っている神経そのものに問題があるケースは、腰痛全体のおよそ2割以下と考えられている。ほとんどはレントゲンなどの検査で、これといった患部が特定できない腰痛で、全腰痛の8割以上がこちら。腰痛の専門医の間では、今やこのことは常識。

原因の多くは、背骨や骨盤を支える筋肉の炎症など。つまりその気になれば、日頃のケアや日常生活の改善で十分痛みを解消できるレベルの腰痛がほとんどということ。

「エネルギーライン・マッサージ」をはじめとする方法で、それが実証できる可能性は大。まずはこの事実、覚えておいてください。

背骨の構造

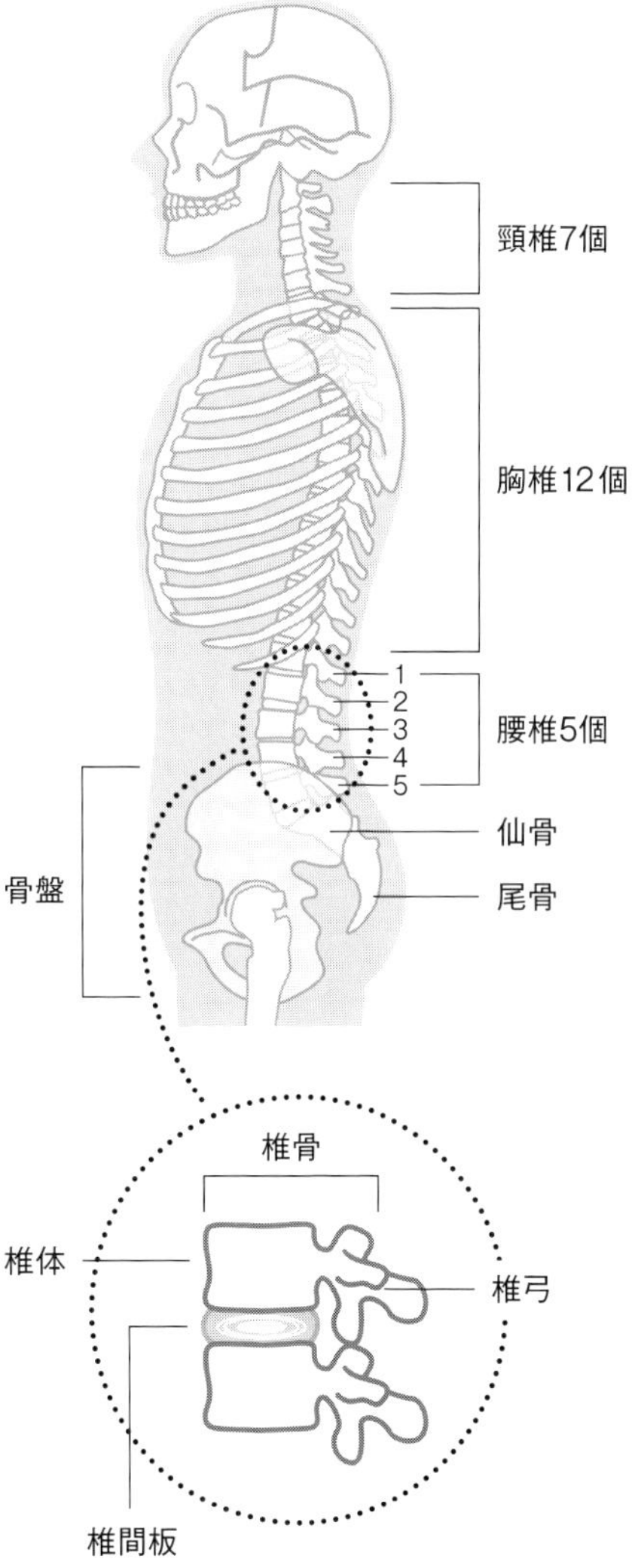
頸椎7個
胸椎12個
1
2
3
4
5
腰椎5個
仙骨
尾骨
骨盤
椎骨
椎体
椎弓
椎間板

椎骨は椎体《ついたい》という前の部分と椎弓《ついきゅう》と呼ばれる後ろの突起部分が組み合わされたもの。この間にクッションの役割をする椎間板が挟まれている。これがいくつも連なって成り立っているのが背骨。

腰痛の基礎知識
2

負の腰痛スパイラルから抜け出すために、やるべきこと。

80%以上の原因が特定できない腰痛の背景に、現代人の運動不足がある。電車やバス、車で移動し、駅ではエスカレーター、オフィスではエレベーターに乗り、日中のほとんどの時間をデスクワークに費やす。

歩かないことで脚の筋肉だけでなく、骨盤を支えるお尻の大殿筋《だいでんきん》や太ももを引き上げる腸腰筋《ちょうようきん》という筋肉も衰えてくる。背骨のS字カーブの土台となるのは、しっかりと安定した骨盤。これらの筋肉のパワーが落ちれば、それだけ腰への負担が増すというわけ。

運動不足の生活を続けることで、次に起こるのが姿勢の乱れ。正しい姿勢でまっすぐ立っているだけでも、腰にはある程度の負担がかかっている。その重みは、背骨の間にあるクッション役の椎間板が主に引き受けていて、姿勢次第で負担は変わる。

正しい姿勢でまっすぐ立ったときの椎間板への負担を1とすると、それ以外の姿勢での負担は下のイラストの通り。最も負担が少ないのは仰向けで寝た姿勢。逆に負担が大きい

姿勢による椎間板への負担

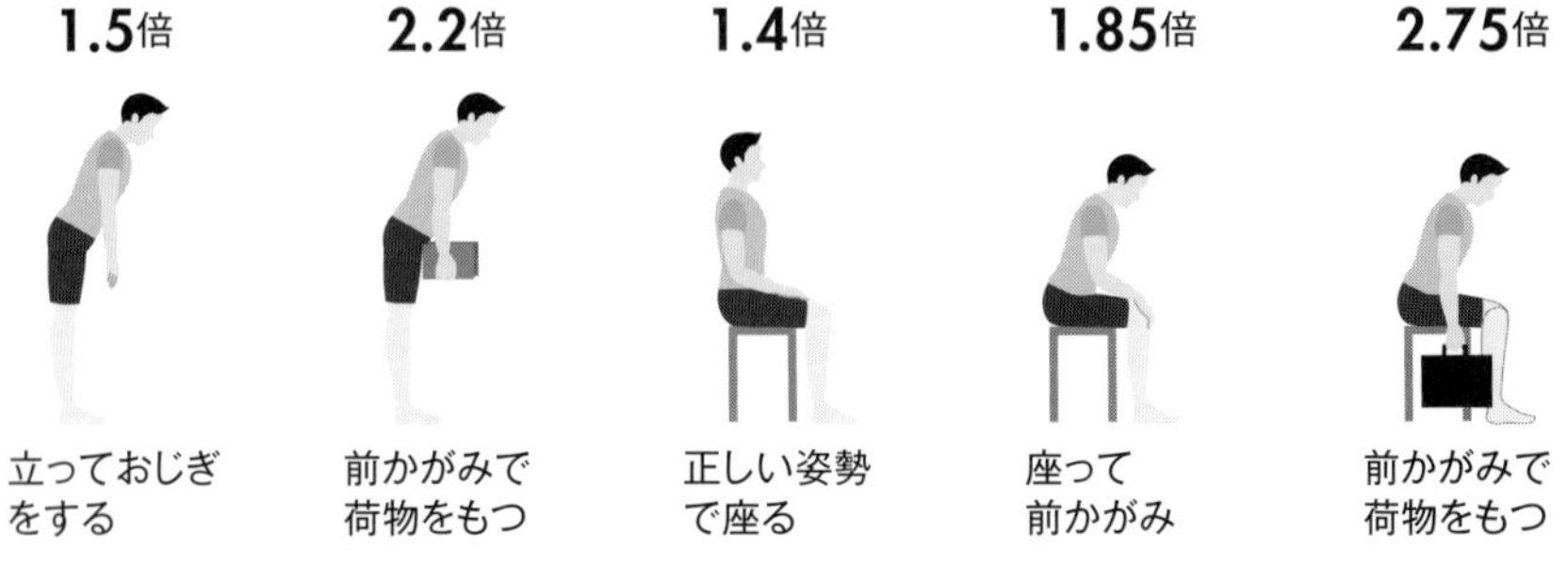
1.5倍
立っておじぎをする
2.2倍
前かがみで荷物をもつ
1.4倍
正しい姿勢で座る
1.85倍
座って前かがみ
2.75倍
前かがみで荷物をもつ

のは椅子に座り、前かがみでの荷物をもつ姿勢。日常生活でつい、やってしまいがちなのは、座って前かがみ。デスクワークで無意識にとってしまう姿勢だ。頭が前に出て、骨盤が後ろに傾き、体幹がぐしゃっと潰れてしまう。これは上体をまっすぐ保つ筋肉の力が弱いから。

悪い姿勢で腰回りの筋肉に負担がかかる。筋肉は緊張して血行が滞り、老廃物が溜まる。これが腰の凝りや痛みの症状を引き起こす。その痛いところをかばおうとして姿勢はますます悪くなり……という悪循環に。

これを断ち切るには、まず「エネルギーライン・マッサージ」で腰の凝りをほぐした後、後半で紹介する「腹圧アップ・エクササイズ」を取り入れるのが有効。適度にカラダを動かすことで運動不足が解消され、腹圧（お腹の内部にかかる圧力）を上げて体幹をキープし、腰回りをほぐすことで姿勢改善にもつながる。

腰痛の改善から予防まで。清水流メソッドがすべてをカバーします。

腰痛の悪循環はこうして起こる

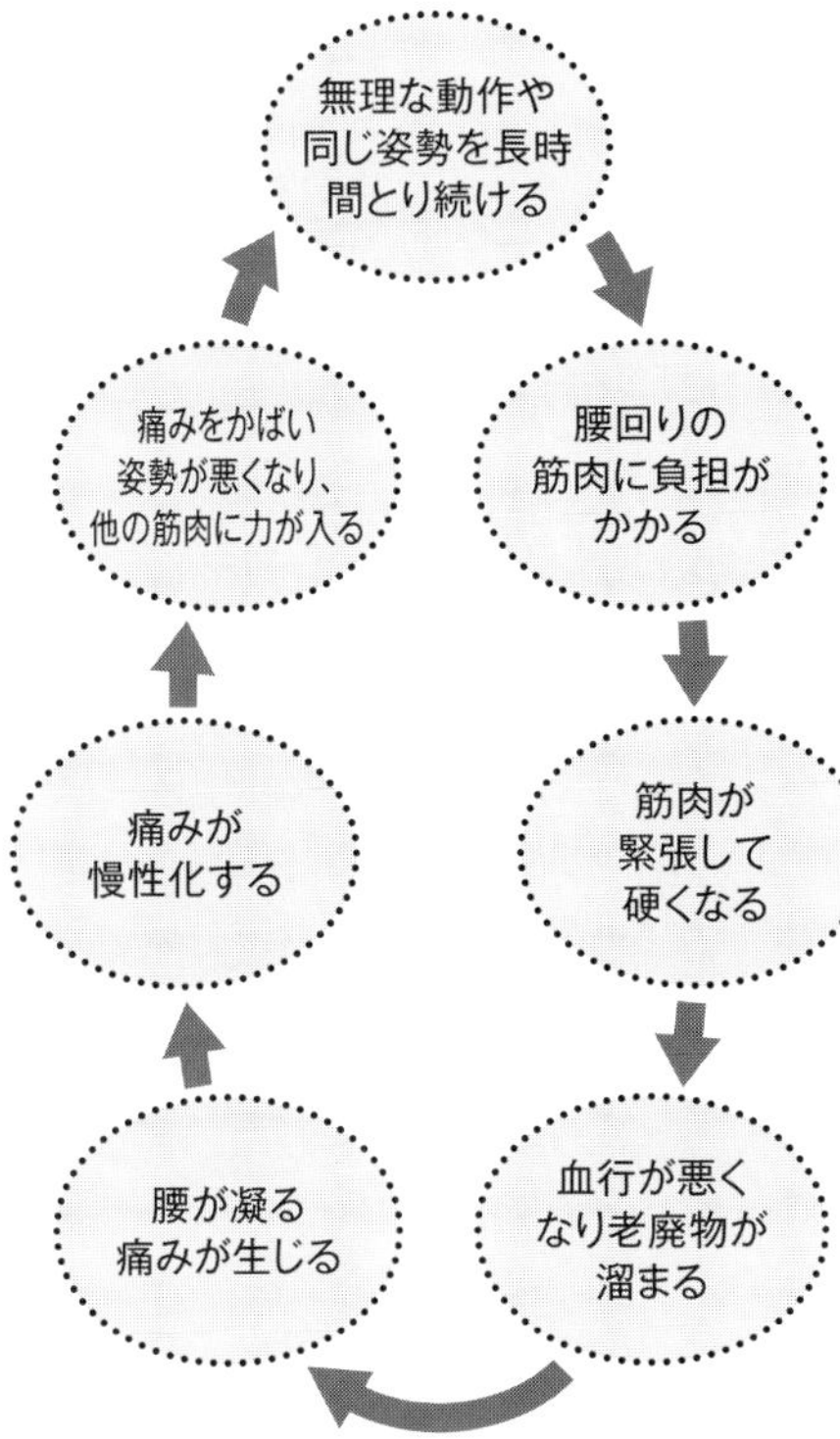
無理な動作や同じ姿勢を長時間とり続ける
腰回りの筋肉に負担がかかる
筋肉が緊張して硬くなる
血行が悪くなり老廃物が溜まる
腰が凝る痛みが生じる
痛みが慢性化する
痛みをかばい姿勢が悪くなり、他の筋肉に力が入る

White AA,et al 1990

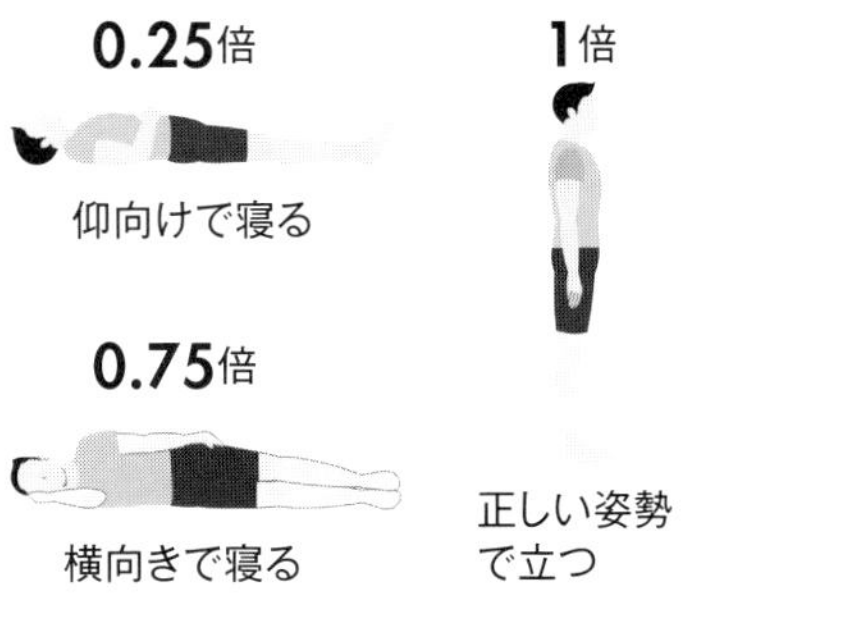
0.25倍
仰向けで寝る
0.75倍
横向きで寝る
1倍
正しい姿勢で立つ

腰痛の基礎知識 3

病名のつく4大腰痛症状なら専門医への相談が必須です。

腰痛のうちの20％以下に当たる病名のつく腰痛。そのメカニズムについても知っておこう。

清水宏保さんがかつて患っていた5つの腰の病気。このうち滑膜膿胞《かつまくのうほう》を除く以下4つが代表的な腰痛。いずれも筋肉ではなく、骨や椎間板、神経などに問題が生じる病気だ。

正常な背骨

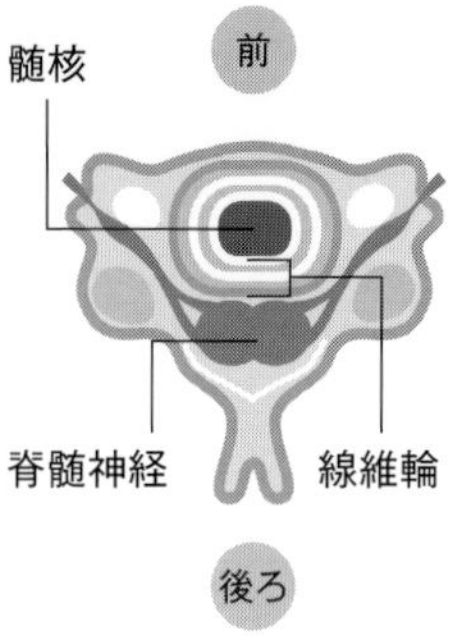

正常な背骨の断面構造は左上のイラストの通り。背骨を輪切りにすると後方寄りに神経の道が通っていて、その前にクッション役の椎間板がある。椎間板の中央に収まっているのは、髄核《ずいかく》というゼリーのような組織。この周りを、コラーゲンを豊富に含む線維輪《せんいりん》という組織が、年輪のように取り囲んでいる。

多くの腰痛の病気は、この構造が損なわれて痛みを引き起こすというもの。自力での改善はまず不可能なので、専門医への相談が必須。

1 椎間板《ついかんばん》ヘルニア

腰椎部分の椎間板の髄核が周りを取り囲む線維輪を飛び出したり、線維輪ごと突き出して、神経を圧迫する病気。

飛び出した部分が脚に向かう座骨神経を刺激すると、腰そのものよりお尻から脚、足先にかけてしびれや痛みが出る。安静にしていると痛みは比較的治まるが、動くと痛みが強くなる。

5つある腰椎のうち、上から1、2、3番目にある部分で起こることは稀で、主に腰椎の4番、5番が患部。

椎間板はレントゲンには写らないので、診断はCTスキャンやMRI。その後、経過観察しながら手術の有無が検討される。

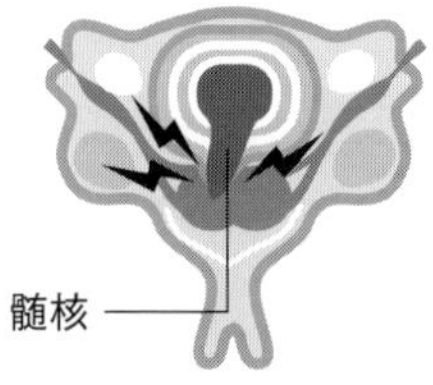

ゼリーのような髄核が飛び出して、神経に触れている。

2 脊柱管狭窄症《せきちゅうかんきょうさくしょう》

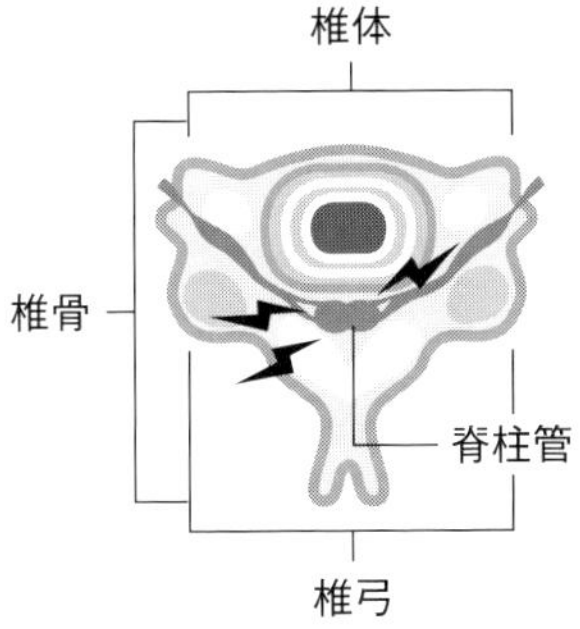

脊柱管の中の神経の通り道が狭くなっている。

椎骨を形成する椎体と椎弓の間には隙間があり、トンネルのように背骨全体を貫いている。これを脊柱管といい、中には脊髄神経が通っている。加齢などによりこの脊柱管のスペースが狭くなり、中を通る神経が圧迫される病気。年齢を重ねて椎間板の機能が落ちてくると、それを補おうとして椎体と椎弓をつなぐ関節が厚みを増す。その結果、脊柱管が狭くなってしまう。

腰から膝の裏側にかけて痛みやしびれが出る。軽度なら投薬治療を行いながらの運動療法で対処。進行すると手術が必要に。

3 腰椎変形《ようついへんけい》すべり症《しょう》

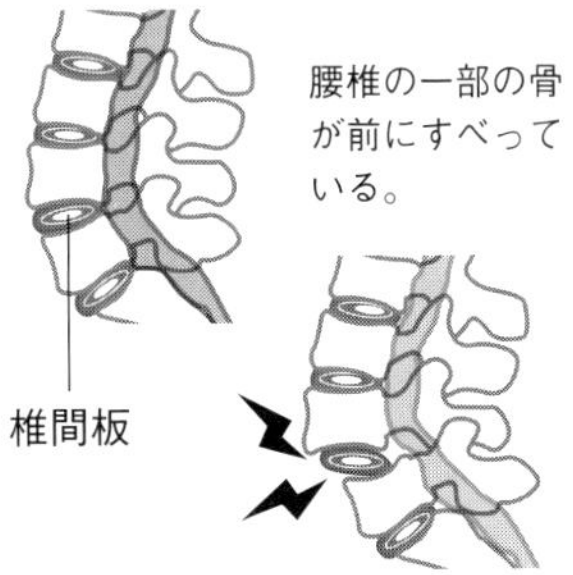

腰椎の一部の骨が前にすべっている。

長期間、腰椎に負担をかけることで椎間板の機能が低下すると、腰椎の一部の椎骨がズレてしまう。これが腰椎変形すべり症。多くは椎骨が前方に向かってすべるようにズレていく。

過度の肥満、体幹の筋力の低下、また競技スポーツなどの激しい動きによる負担が重なって起こることもある。

進行すると、歩いたときに痛みが生じるが、しばらく休むとまた歩けるようになるという「間欠性《かんけつせい》跛行《はこう》」が起こることがある。治療は投薬治療、温熱治療などが一般的。

4 腰椎《ようつい》分離《ぶんり》症《しょう》

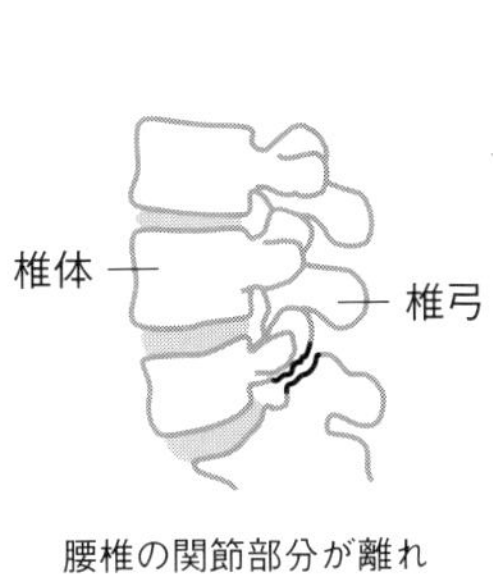

腰椎の関節部分が離れている。

成長期に激しい運動をすることで引き起こされることが多い。骨格が十分に完成していない状態で競技スポーツなどの激しい運動をすると、腰椎の椎体と椎弓をつないでいる関節部に大きな負担がかかる。この負担が蓄積していくと骨の一部が離れてしまう。現在では疲労骨折の一種と考えられている。

発症後に休養したり適切な治療をすれば改善されることもあるが、放置して運動を続けると、腰椎変形すべり症を併発したり、生涯腰痛を患う可能性もある。

レントゲンでの診断後、コルセットなどで腰を固定し、運動を控えるという処置がとられる。

対談◉清水宏保×柳 浩史 アスレティックトレーナー

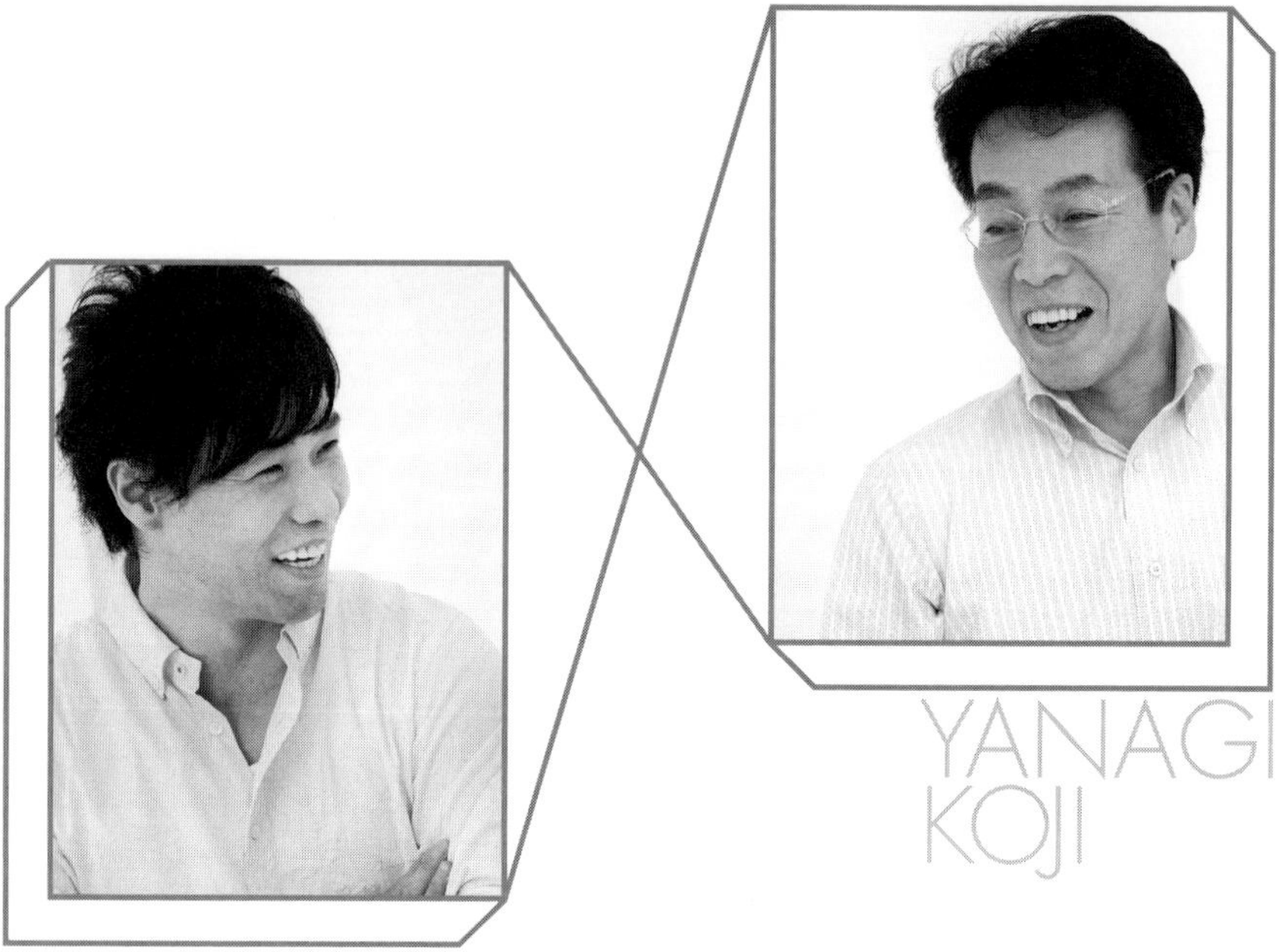

YANAGI KOJI

SHIMIZU HIROYASU

清水流メソッドを生んだ二人三脚のマッサージ。

現役時代から清水宏保さんのカラダを見続けてきた柳浩史さん。
独自の腰痛メソッド誕生の背景には、ふたりの絆がありました。

清水　最初に柳さんにお会いしたのは99年。自転車[※注1]の十文字貴信選手の紹介でしたね。柳さんというすごくいいトレーナーがいるから、マッサージを受けてみたらどうですか？　と。彼もまた腰痛持ちだったので。

柳　アスリートには腰痛持ちが多いですね。やはり関節に負担がかかりますから。

清水　スケート選手の8～9割は腰痛持ち。ない人はあまり練習してないかも（笑）

柳　初めて清水さんを施術したとき、筋肉の奥が張っているなと思いました。お尻の筋肉ひとつとっても、大殿筋だけでなく小殿筋などの奥のほうの張り方が自転車の選手とは全然違うと。自転車はハンドル、ペダル、サドルと支点が多いし、ペダルを踏み込む方向とスケートの蹴る方向の違いかもしれないですね。

清水　横に蹴ってるように見えるんですけど、本当はカラダの真下に力を伝えているんです。その結果、インナーマッスル[※注2]に負担がかかって、筋肉の付着部を傷めやすいんです。だから先に表層からほぐして、奥に

※注1　自転車競技はスケートと同じように前傾姿勢をとり、太ももとお尻の筋肉を駆使する。このことからスケート選手の夏場のトレーニングとして導入されるようになった。この似通った競技特性が清水さんと柳さんが出会うきっかけとなった。

※注2　手で触ることのできる筋肉を表層筋＝アウターマッスル、その下にある筋肉を深層筋＝インナーマッスルという。細かく薄い筋肉であることが多く、姿勢保持などの役割を果たす。大殿筋の下にある小殿筋もインナーマッスルのひとつ。

行ってもらわないと、なかなか筋肉がほぐれなくて。でも、そこまで理解してマッサージしてくれる人がいなかったんです。

柳　最初、力が届かないというのは自分でも感じてました。清水さんが求めているところまで刺激がいってないなと。すごく感覚が鋭いので、自分がここだと思って触っても、それがちょっと違っていたりするんです。触っていて清水さんに教えてもらっているようなところがありました。もうちょっと上とか下とか奥とか。そんな選手、初めてでした。

清水　僕、イメージしながらマッサージを受けるんです。ＣＴ[※注3]とかＭＲＩに入ってるイメージでマッサージを受ける。そうすれば自然に自分のカラダがどうなってるのか、どこをほぐしてほしいかがイメージとして掴めるので。一方的に委ねるのではなく、積極的にマッサージに入り込んでいくという姿勢じゃないと。だらんと受けるマッサージも必要だけど、それだけじゃダメなんですよね。患者側も意識を変えないといけない。10回に1回はそういう受け方が必要じゃないかと思います。

柳　テレビをつけて選手をマッサージすることもあるんですけど、清水

※注3　コンピュータ断層撮影でカラダの輪切り写真を見るのがＣＴ検査、磁気と電波でカラダのあらゆる方向の断面画像が見られるのがＭＲＩ。筋肉の炎症による腰痛以外、ヘルニアなど整形外科で病名がつくような腰痛の場合、これらの画像検査が行われる。

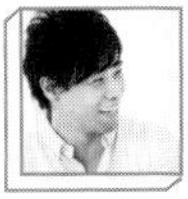
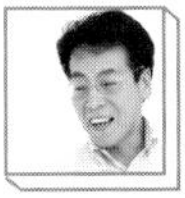

さんの場合は無音。空気がぴーんと張りつめてるんです。すごい緊張感。だから、自分もマッサージのためにアップしなきゃいけませんでした。肘から下をお湯で温めて柔らかくして動きをよくするとか、背骨や首が硬くなるのでよくストレッチをして。靴のヒモを必ずぎゅっと締めて。1回目にマッサージをしたときはサンダル履きで力が届かなかったので、清水さんのマッサージをするときはいつも靴でした。

清水　えっ、そうなんですか? 靴は気づいてましたけど、ウォーミングアップされているのは知りませんでした。でも、そういえば握力を鍛える道具とか、トレーニングギアが増えていってましたね(笑)

柳　実はそうだったんです。あとは清水さんの感覚に少しでも近づこうとするんですけど、毎年、筋肉の調子が変わっていくので、やっぱり届かないんです。

清水　いろんなトレーナーさんに見てもらっていましたけれど、僕の要望やイメージに応えてくれたり、うまく融合できる人は限られてました。言った筋肉に対してアプローチしてくれるかどうかが、すごく大事なんです。強く刺激しすぎると筋肉が炎症を起こしたりしますし。レース前はすごく細かい筋肉をほぐしてもらいたい。とくに、レースの前日はイメージの中でレースのリハーサルをしながらマッサージを受けるんです。このとき、心拍数がどんどん上がっていくんですけど、同時に筋肉を触ってもらうことで脳と筋肉の連携がとれてくるんです。

柳　マッサージを受けながら、何かをイメージされているなというのは、何となく分かりました。

真剣勝負のマッサージから、やがて生まれた〝あ・うん〟の呼吸。

柳　レース近くになると緊張感が全然違いましたね。オーラみたいなものが出てきて。一週間前とレース前では全然違う。いかにも戦闘モードというか。筋肉も同じ硬さなんですけど、中からぐっと反発してくる感じ。たとえるなら、反発力の高いスーパーボールみたいな感じでした。だから、レース直前はあまり触らなかったですね。前日にちょっと触る

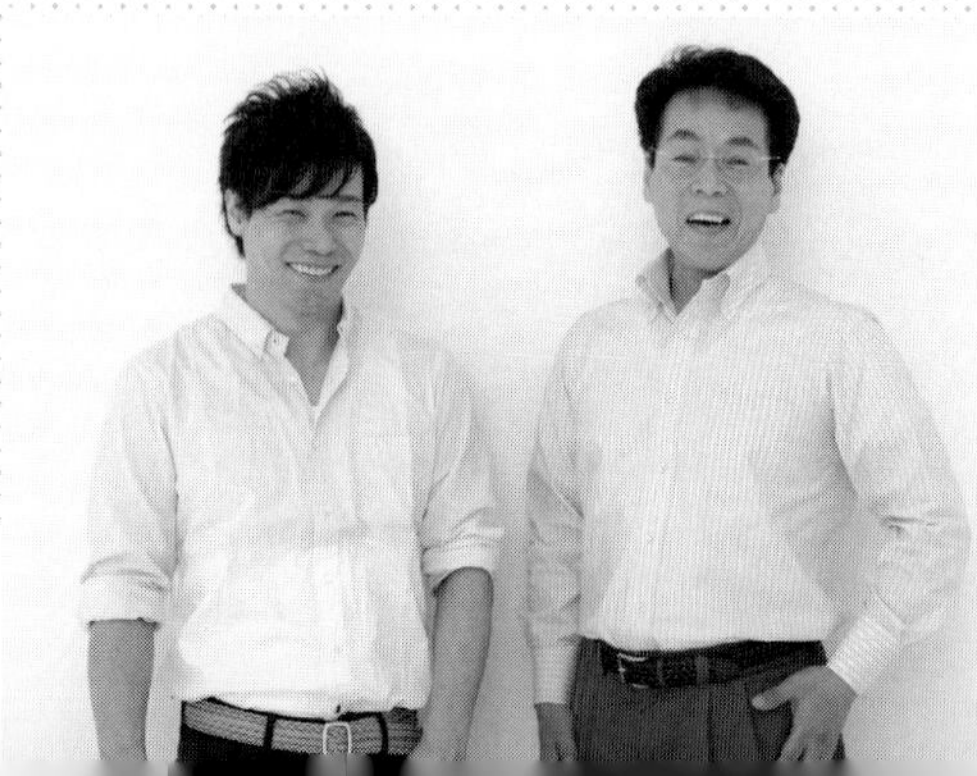

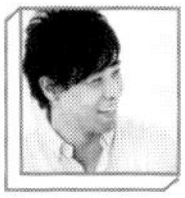
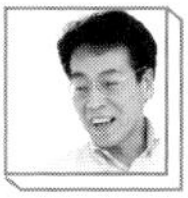

くらい。直前に触って、失敗したこともあります。清水さんは全然人のせいにしない人ですけど、スタートしたときに分かるんです。ああ違ったんだ、と。

清水　仕上がりすぎてピークを超えてしまうと、いざレースというときにコンディションが下がっちゃうんですよね。もっとよくしようと仕上げていこうとするんですけど、それがかえって逆効果になる。その判断が僕にもなかなか分からなくて。レース前のマッサージをやっておいたほうがいいか、やめておいたほうがいいか、よく柳さんに相談してました。柳さんがやめておいたほうがいいと言ったら、筋肉というより筋肉の付着部[※注4]の関節だけほぐしてもらったり。

柳　清水さんは普通の人より調整能力が優れているので、関節をほぐして可動域を広げれば、あとは自分で調整してもらえる。若い選手は調整能力がないのでやり過ぎてしまったり足りないということが、よくあるんです。清水さんはそういうことがないので、その点では楽でした。でも最後までここでいいのかな、要望に応えられているのかな、と思って

※注4　筋肉の多くは、その両端の腱によって骨に付着している。付着部は足、膝、股関節、肩、肘などの関節部分であることが多い。この関節部分の筋肉の付着部が固まってしまうと、関節自体の可動範囲が狭まってしまう。

ました。今でも力が足らなかったと思ってます。

清水　いや、とんでもない。柳さんに巡り会えて本当によかったと思ってます。

セルフケア意識の高まりが、ボールを使うマッサージに行き着く。

柳　ソルトレイクシティ・オリンピックの前に事故に遭った後、ぎっくり腰と首を傷めてましたね。マッサージが終わってもズボン履けなかったですよね。あのときは相当つらかったんじゃないですか？

清水　その期間というのは、とにかくどうしようもなかった。炎症が治まることなく痛み止め[※注5]を飲みながらレースをしていました。神経ブロック[※注6]など痛みを抑える応急処置をして改善しても、レースでまた傷めつけちゃうんで、オリンピックまではとうとう改善しませんでした。

柳　それをひと言も言わなかったですよね。事故のことを口外しませんでしたし、つらかったんじゃないかと。その人間性が胸にぐっときて、

※注5　競技者の薬物使用に関する規定は、日本アンチ・ドーピング機構（ＪＡＤＡ）の規定によって毎年更新されている。医師や薬剤師の指導のもとに適正な量を服用する場合に限り、あらかじめＪＡＤＡに申請すれば問題はない。注6の神経ブロック注射も同様に手続きが必要。

※注6　痛みのある部分の神経の周辺に施す注射治療。痛みで興奮している神経の働きを局所麻酔薬などで一時的に抑える。限定された範囲の痛みに対して、その痛みの情報伝達を遮断する。痛みの激しい腰の病気で施術されることも多い。

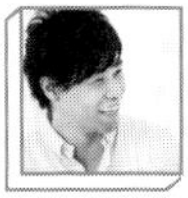
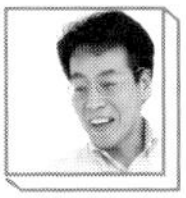

この人についていかなきゃいけない、何かお手伝いしなければと思ったんです。

清水　ありがとうございます。僕もそこから腰痛との向き合い方が変わったように思います。それまでは人にやってもらうマッサージや鍼ばかりを頼りにしていました。でも、それではダメなんだと。柳さんに教えてもらいながら、筋肉の名前や、こうやったらこう効くんだというポイントを覚えていった感じですね。今回のボールを使う「エネルギーライン・マッサージ」に行き着いたのも、そのおかげです。

柳　ボールは自分で力を入れずに硬直した筋肉を動かしてほぐすことができる。それが最大のメリットですね。筋肉がほぐれると力が分散されるので、腰痛がとれやすいと思います。

清水　力が弱いと自分でマッサージができないし、かといって人にマッサージしてもらうと刺激が強すぎて炎症を起こしてしまうこともある。ボールを使うマッサージは、そのどちらのデメリットも避けられます。

柳　自分でコントロールして、ちょうどいい刺激が入れられますよね。

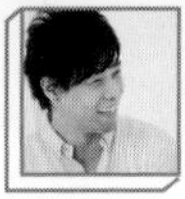

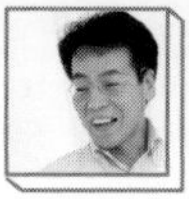

清水　はい。ボールで筋肉の張りが解消できたら、次は予防。それには「腹圧アップ・エクササイズ」※注7で正しい姿勢を保つことが有効です。腹圧を上げて内臓を引き上げるというメソッドも、現役時代、よく柳さんに手伝ってもらいましたね。

柳　内臓が下垂すると重心が下に引っ張られて姿勢が反ります。そうすると、腰に負担がかかりますから。レース前になると、清水さんの内臓を押し上げたこともありましたよね。お腹がコブラみたいになってました（笑）

清水　全国の腰痛をもっている人、とくに地方の人ほどいいマッサージを受けるのは難しい。柳さんのような方はそうそういないと思いますし。患者自身が勉強して、自分なりに腰痛改善のポイントを見つけていくことが大事ですね。この本で紹介しているメソッドが、そのヒントになれば嬉しいです。

※注7　腹圧は腹腔内の圧力のこと。腹圧が低いと体幹部が安定せずに潰れてしまい、上半身の重みが腰にかかってしまう。腹筋や背筋、わき腹の筋肉を鍛えることで腹圧を上げると腰痛防止に役立つ。

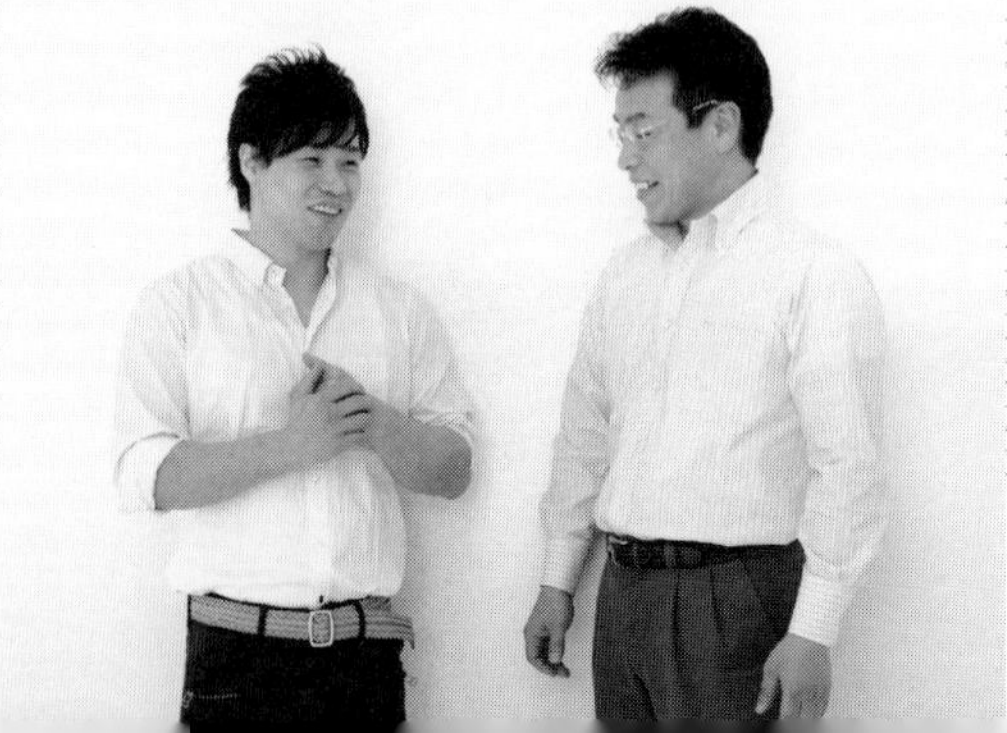

頑固な腰の張り、痛みを改善する

エネルギー・ライン・マッサージ

腰回りが重い、だるい、こわばっている。
そんな慢性的な腰の不調を感じている人に
ぜひ、試してほしいセルフマッサージです。
激しい痛みがある場合は、痛みが落ち着いてから
少しずつ実践していきましょう。

エネルギーライン・マッサージって何?

僕のオリジナル腰痛法です。

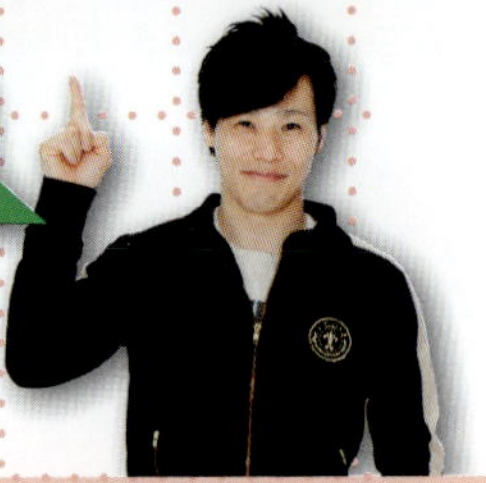

神経のラインを利用した画期的なセルフマッサージ。

背骨の中には脊髄という神経の束が走っている。これはいわば、脳からカラダの各組織に運動などの命令を伝え、また各組織からの情報を脳にフィードバックする太いケーブルのようなもの。

つまり脊髄はある意味、脳の延長のような組織。それだけに、脳が頭蓋骨で保護されているように、脊髄もまた背骨というプロテクターでガードされているというわけ。

脳からの指令や末梢の組織からフィードバックされる情報は、1秒間に数十メートルという高速のスピードでやりとりされているというから驚く。ただし、脊髄という神経の束がすべての情報の通り道というわけではない。脳から脊髄にリレーされる情報は、そこから無数に全身に張り巡らされている細かい神経を経由して、手足の指先など、末梢に伝えられる。

「こうした神経の流れは、東洋医学の経絡やツボにほぼ重なるような気がします。経絡はいわゆる気のようなエネルギーを伝えるラインですね」（清水さん）

このエネルギーラインを利用したのが、清水宏保さんと柳浩史さんのふたりが編み出した「エネルギーライン・マッサージ」。マッサージの刺激を入れるのは患部の腰だけではなく、カラダのさまざまな部位。

東洋医学の療法では、一見まった

脳と全身をつなぐ
エネルギーラインとは。

脊柱の中を走る太いケーブルのような神経の束が脊髄。そこから無数の細い神経が全身に張り巡らされている。これがエネルギーライン。脊髄に集まった情報が脳とやりとりされる。

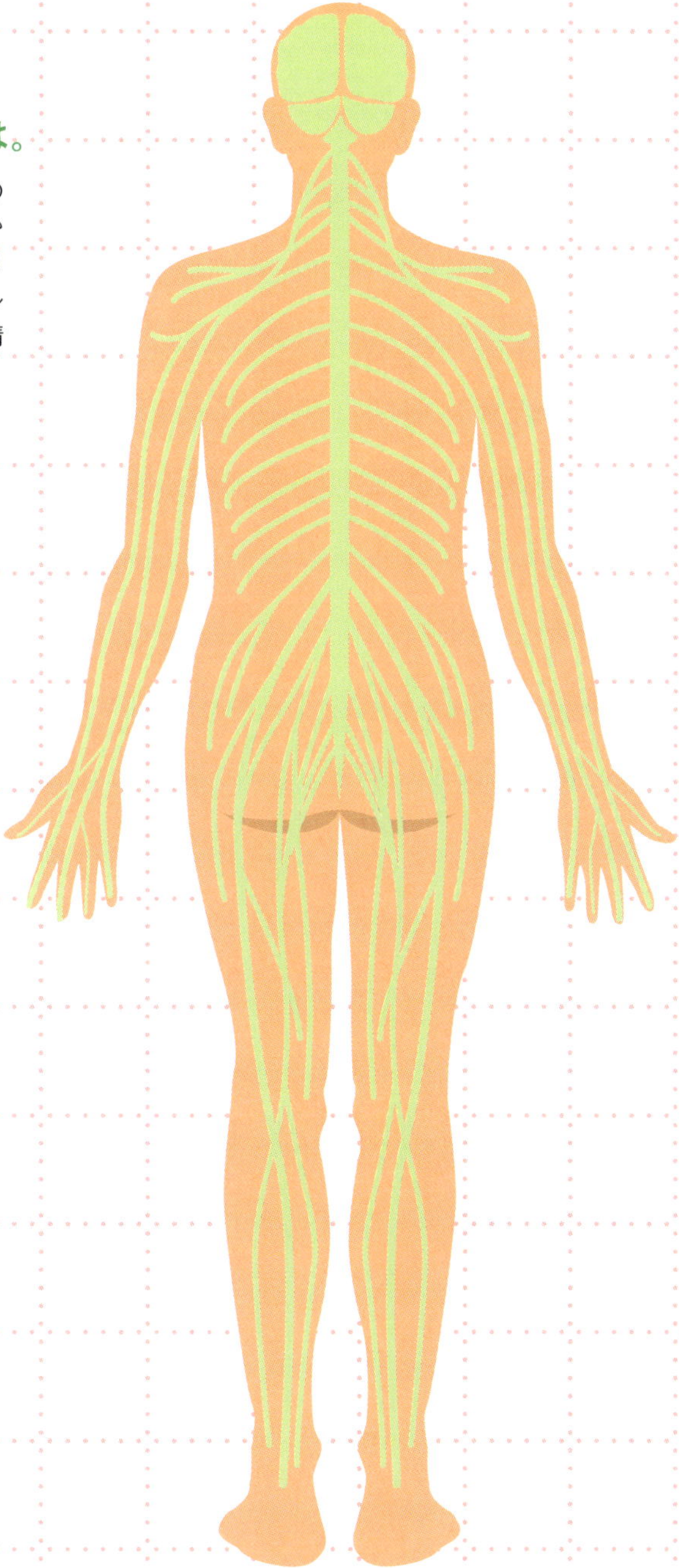

く関係のない部分を指圧や鍼などで刺激して、症状の改善を狙うということがよくある。「エネルギーライン・マッサージ」の考え方はこれと同様。

カラダは全身、神経のネットワークでつながっている。下半身だけでなく、上半身のエネルギーラインの刺激も、腰痛の症状緩和に有効だという。これまでにはなかった、まさに画期的な腰痛へのセルフアプローチなのだ。

下から上にほぐす。

まず下半身のエネルギーラインを刺激しましょう。

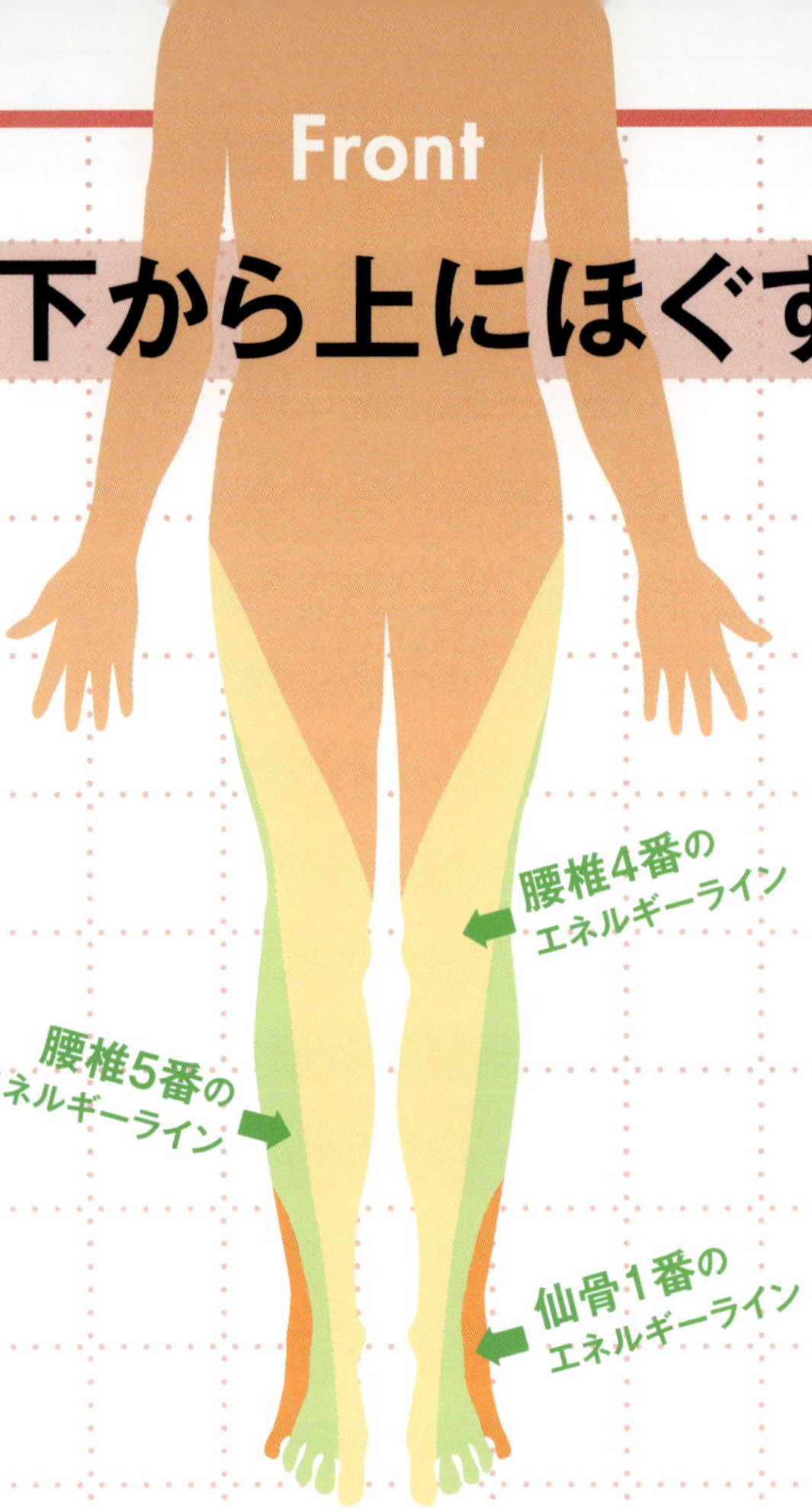

カラダの前にある「エネルギーライン・マッサージ」の主な刺激部位。仙骨の1番、腰椎の4番と5番のエネルギーラインを刺激していく。

カラダのあらゆる部分には痛みセンサーがあり、痛みを感じると、その情報が末梢神経から脊髄に伝わる。痛み情報は脊髄を下から上に向かって受け渡され、最終的には脳に届く。もちろん腰の痛みも、同じルートで伝えられて脳に送られる。

「腰痛が生じる場所はほとんど腰骨の下の部分。専門的には腰椎の4番と5番。仙骨の1番と2番も腰痛に関わっています」（清水さん）

19ページのイラストをもう一度ご覧いただこう。腰椎は背骨の腰部分の5つの骨のこと。このうち上から数えて4つ目と5つ目の骨が腰椎の4番、5番。仙骨は腰椎の下にある骨盤の一部。背骨のようにはっきりパーツが分かれていないが、いくつかの領域に区切られている。上から1番目と2番目が仙骨の1番、2番。痛みはここに起こりやすい。

「ヒトが2本脚で立ったせいで、骨盤と背骨の接続部分に大きな負担が

Energy Line Massage

腰痛に関わる神経集団を

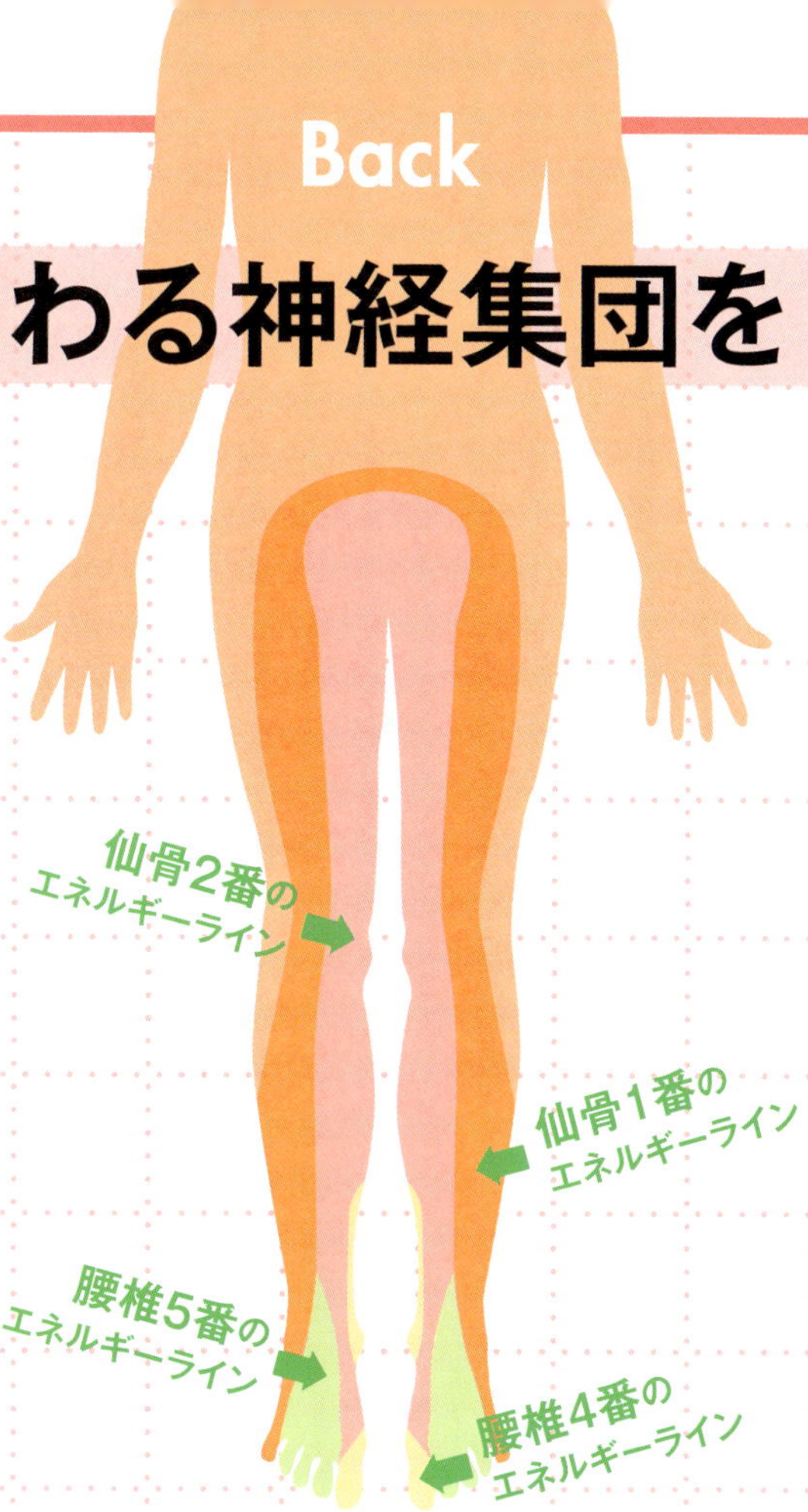

カラダの後ろ側の主なエネルギーライン。足の裏からお尻と、一見腰とは無関係に思える部位だが、すべて腰と仙骨の神経と関わっている。

かかるのだと思います」（柳さん）

　カラダの特定の部位には神経細胞が集団をつくり、連なっているところがある。いってみればエネルギーラインの固まりだ。腰痛に関わるのは、このうち脊髄神経から枝分かれして下半身に走っている神経集団。

　上のイラストの色分けされたエリアがそれぞれ腰椎の４番５番、仙骨の１番２番に連なる神経の集団だ。

「このラインに沿った部分を順番に刺激していき、腰痛に関わる神経周辺の筋肉をほぐしていきます」（清水さん）

「下から上に向かって刺激したほうが負担が少ないかもしれないですね。末端の血管が拡張しやすく、靴で縮こまった神経を活性化しやすいと思います」（柳さん）

「ボールをエネルギーラインに当ててカラダを動かしながらほぐします。自分で力が調節できることがそのメリットです」（清水さん）

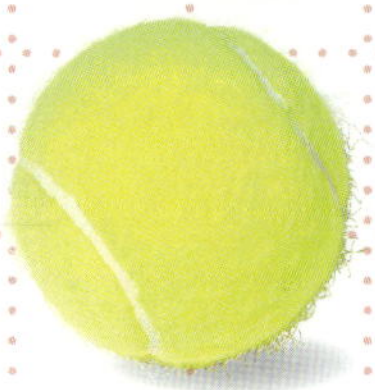

マッサージの具体的なやり方を説明します。

1 ボールをカラダに当てて転がしながらほぐします。

「マッサージは末梢から心臓に向けて刺激する求心性、按摩はその逆の遠心性といわれています。エネルギーライン・マッサージも、カラダの下から上に向かって行うほうが効果的だと思います」（柳さん）

足からスタートして足首、すね、膝の裏、太ももの横、脚の付け根のそけい部やお尻に向かって刺激を。

5つの点に注意して、マッサージを行ってください。

2 一度に全部行わなくていい。

「時間がないときは、一度に全部行わなくても大丈夫です。今日は足から膝まで、別の日にお尻だけや脚だけをマッサージするというやり方でも構いません。通して行うなら週に1度、多くて2度くらいの頻度で。やりすぎると炎症を起こすことも」（清水さん）。詳しくはp66に。

硬さや大きさの異なるボールを使い分けます。

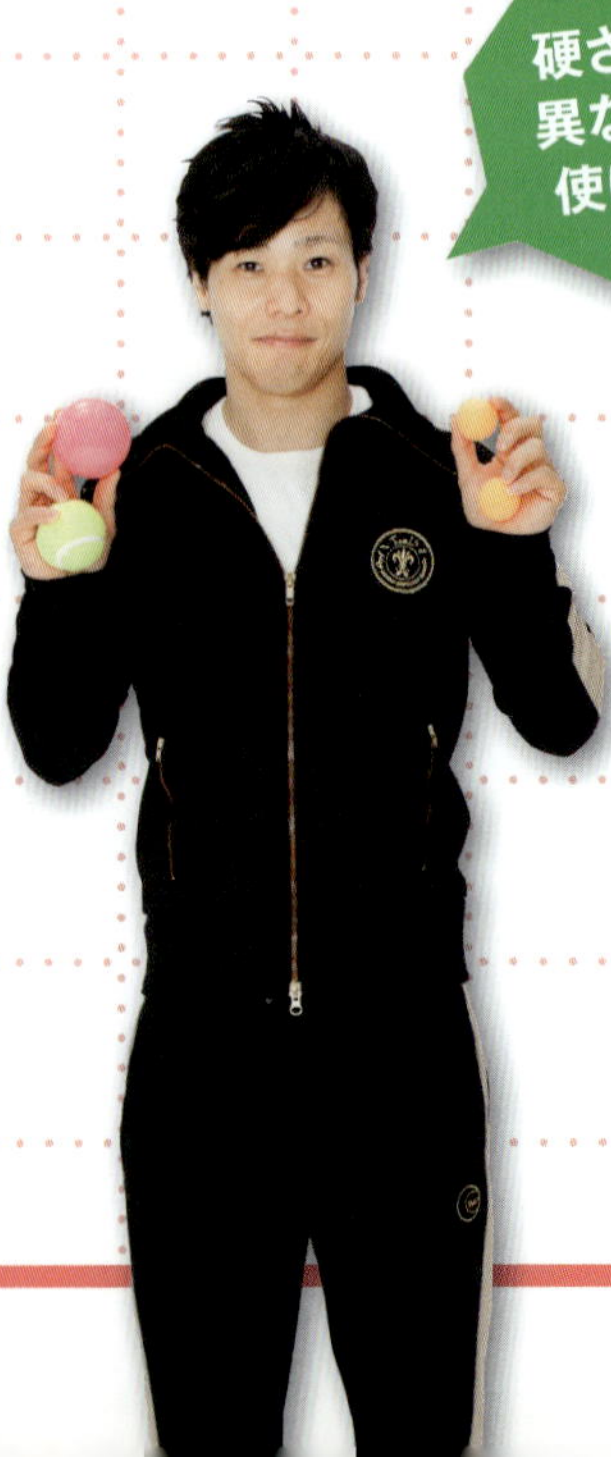

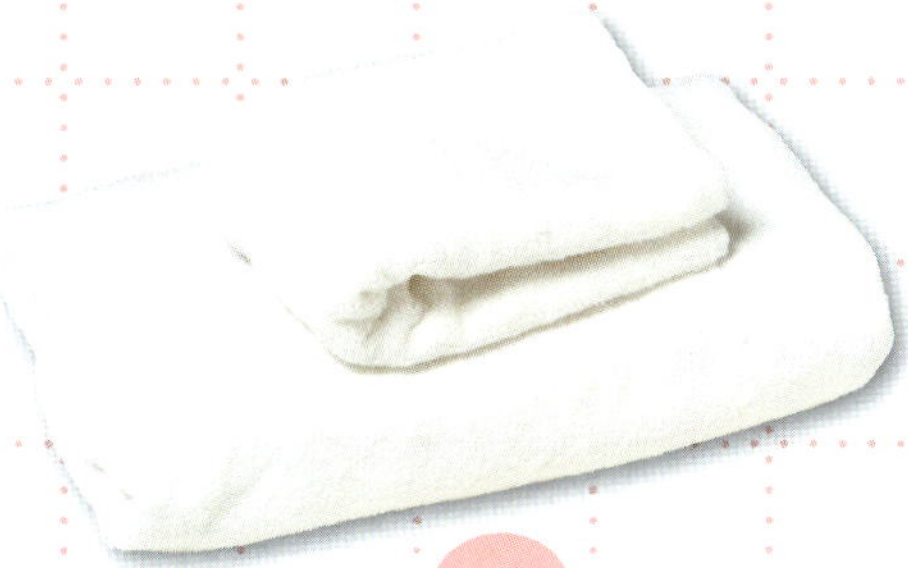

3
痛みのない範囲で使うボールを選ぶ。

使うのは、ピンポン玉、ゴルフボール、テニスボール、100円ショップで手に入るようなビニールボールなど。メーカーによっても硬さが微妙に異なるので刺激する場所や、凝りの具合などに合わせて選ぶ。選ぶ基準は痛みを感じないこと。

4
常に呼吸を忘れずに息を吐くことを意識。

「カラダの緊張を解くために、呼吸をすることはとても重要。鼻から息を吸って、口から長く吐くのが基本。吸うことより、吐くことを意識するように。いいポイントにボールが入ったときに、緊張とともに、はーっと息を吐き出します」（清水さん）

5
気持ちいいと感じる部分を探す。

「あくまでも気持ちいいと感じる部分を探してボールを転がします。自分で動かすことで自動的にトレーニングになり、力のない女性でも十分に筋肉に刺激を入れることができるのもメリット。気持ちよくほぐれた時点で、次の部位へ」（清水さん）

次ページからの写真で示したボールの位置は、あくまで目安。気持ちのいいポイントを自分なりに探ろう。

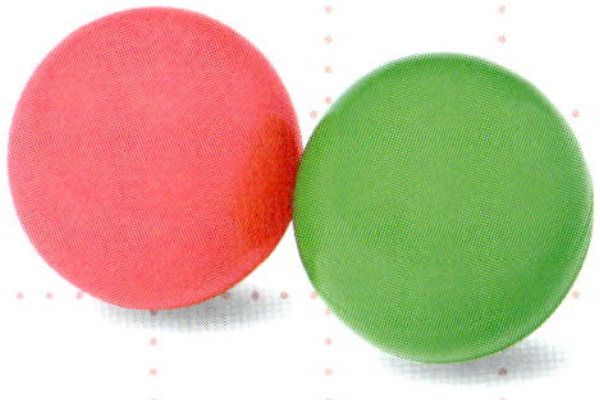

では、
始めましょう!

足

足の裏と甲を同時に刺激すると、脚と腰の筋肉がほぐれます。

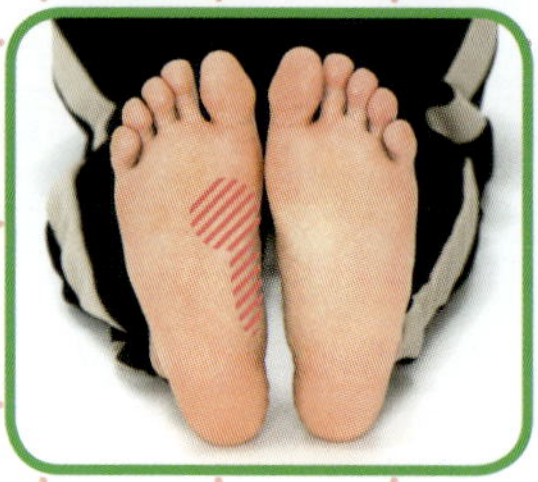

ボールの位置はココ!

まず足の裏の土踏まずの内側にボールをセット。そこから体重をかけて転がし、心地いいポイントを探っていく。

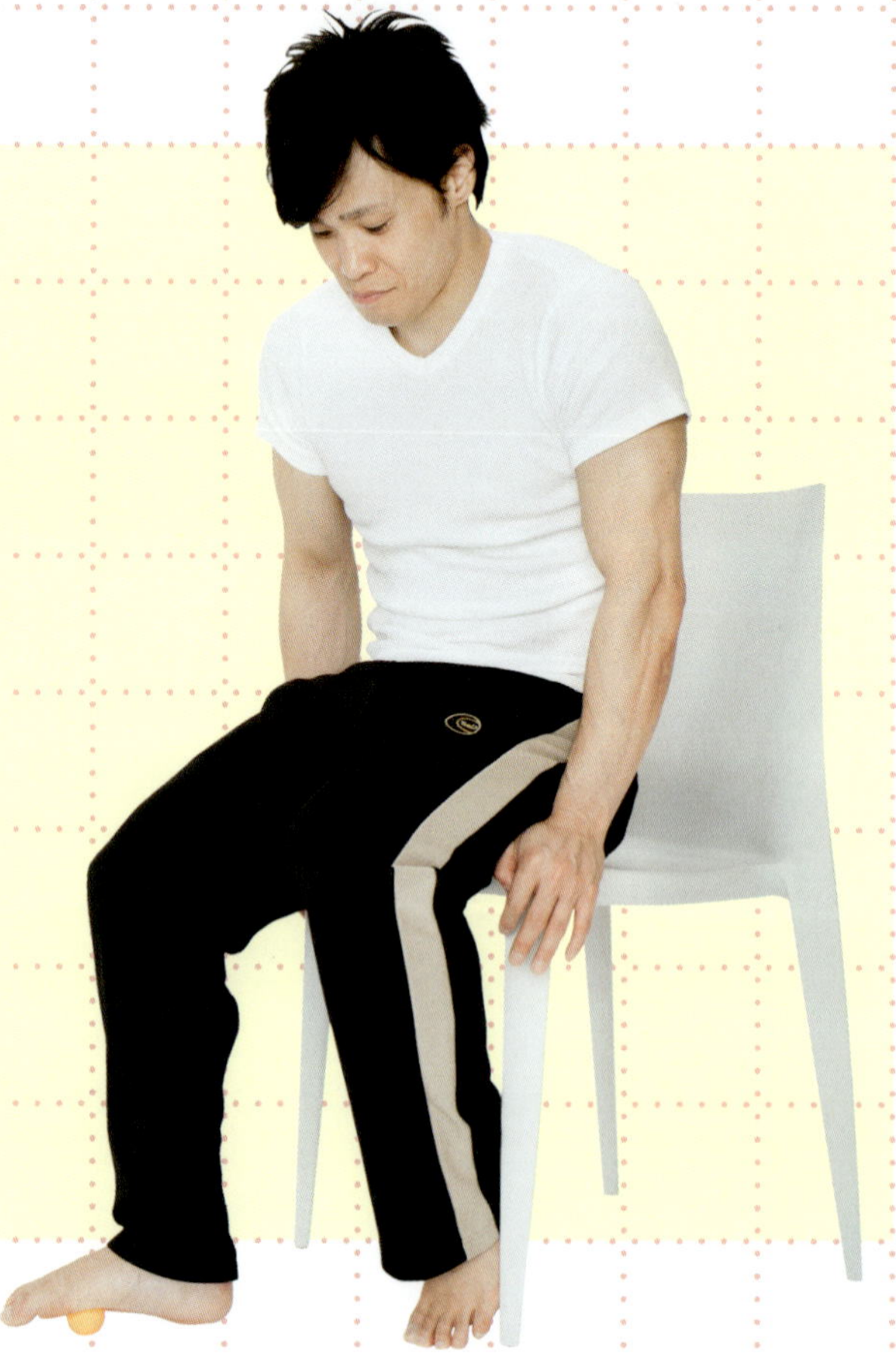

椅子に浅く腰掛けて、足の裏でピンポン玉を転がす。転がしながら気持ちのいい部分を探して。痛い人は柔らかいビニールボールやテニスボールでもOK。

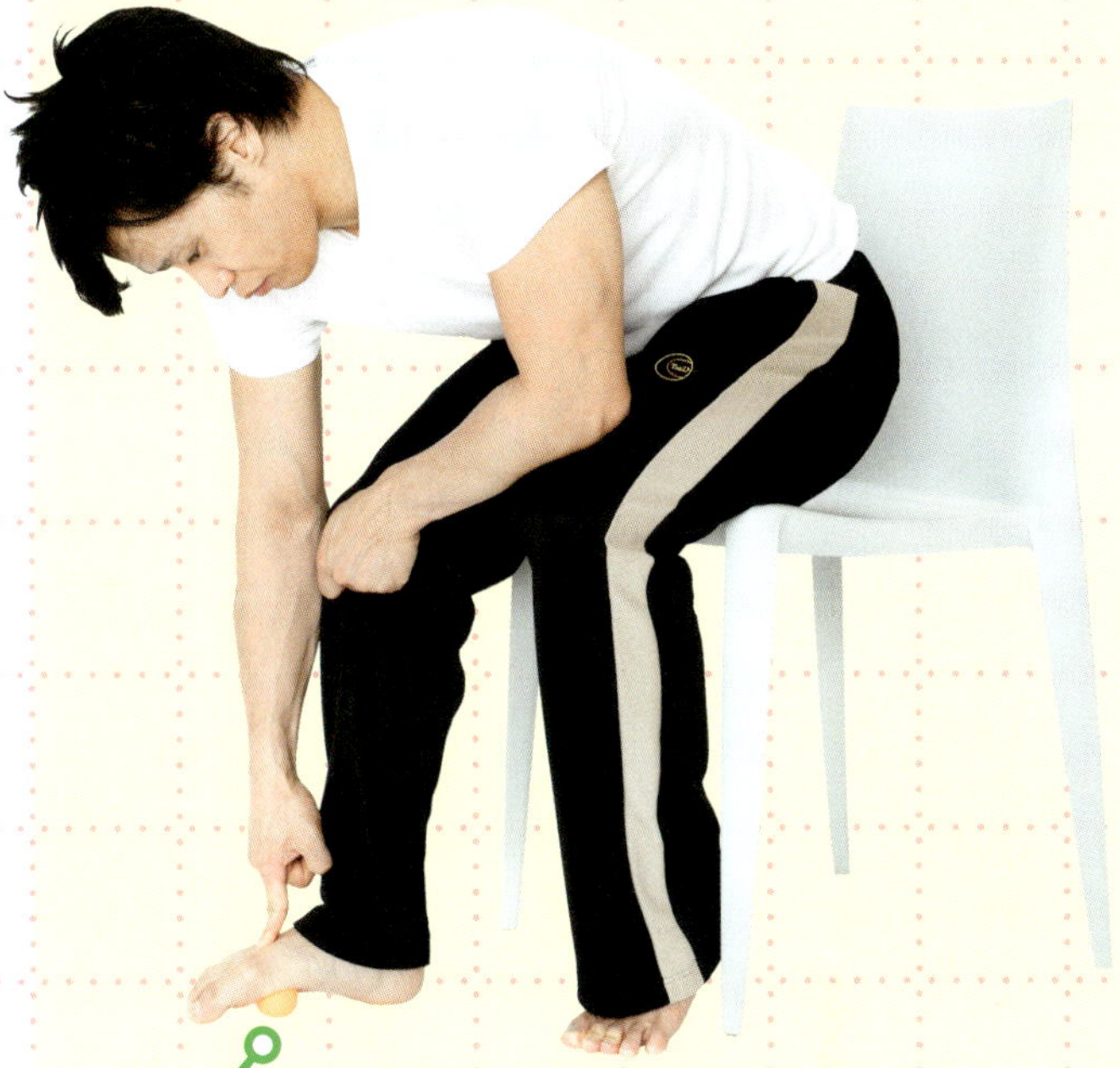

ボールを転がしながら、手で足の甲を押して刺激を入れる。足の裏と足の甲はどちらも腰椎5番のエネルギーライン上にあるパーツ。同時に刺激を入れることで効果は倍増。

Point!

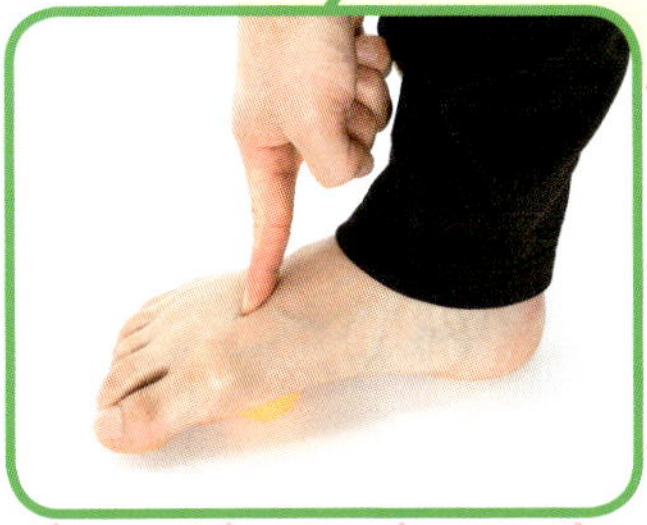

足の親指と人さし指の骨が分かれる部分から一関節分くらい上までを指で押していく。痛いと感じるまで強く刺激しない。イタ気持ちいい程度にプッシュする。

＊p38でも説明した通り、ボールは自分のカラダにあったものを選んでください。
部位によってボールを変えても、同じものを使ってもかまいません。

足首

現代生活では固まりやすい足首。ボールと指でしっかりほぐす。

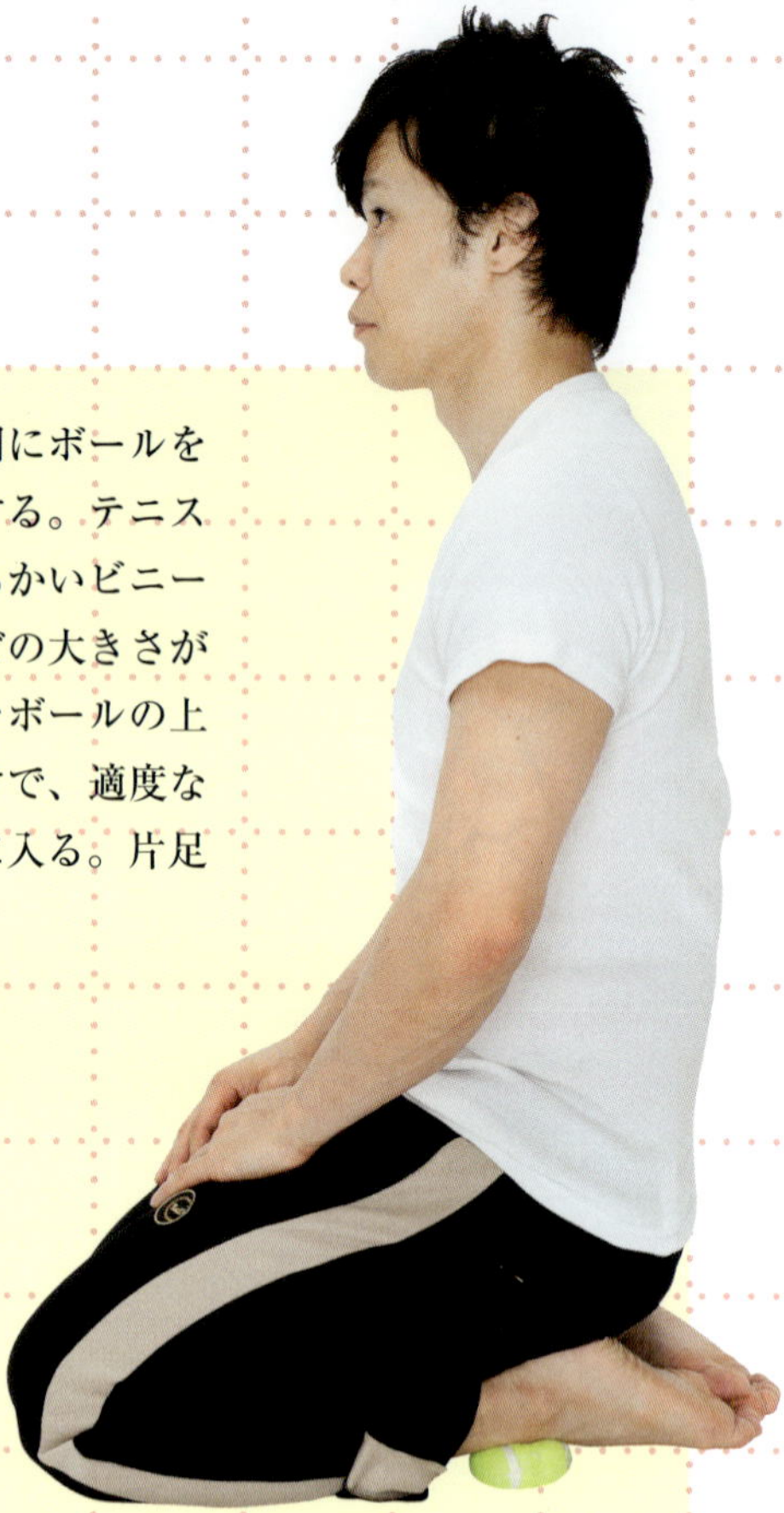

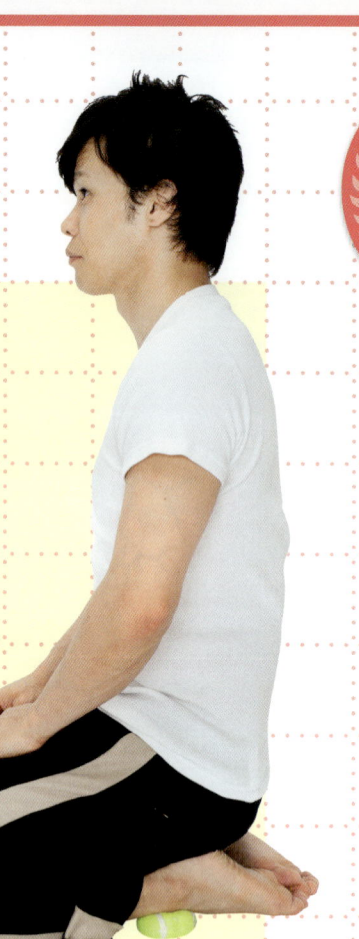

足首と床の間にボールを挟んで正座する。テニスボールか柔らかいビニールボールなどの大きさが適当。体重をボールの上に乗せるだけで、適度な刺激が足首に入る。片足ずつ行う。

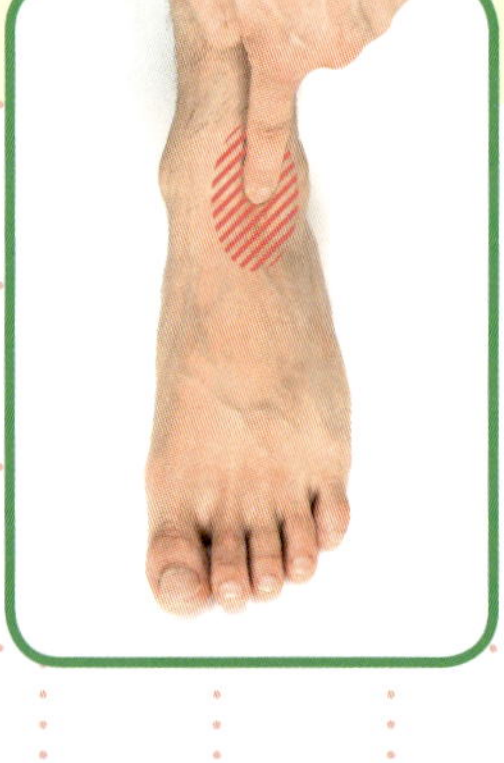

ボールの位置はココ!

すねの骨と足の甲の骨をつなぐ関節部分。足首回りのちょうど凹んでいる場所。ここにボールのカーブがはまるようにセットする。

ボールを使わずに指で足首を刺激。椅子に座り、片足を反対側の膝に乗せる。片手の指を足首の凹んだ部分に当て、反対側の手で足の指先を回す。筋肉が動くことで指が足首の凹みに入りやすい。ポイントを探しながら当てた手の指を動かすのもよい。

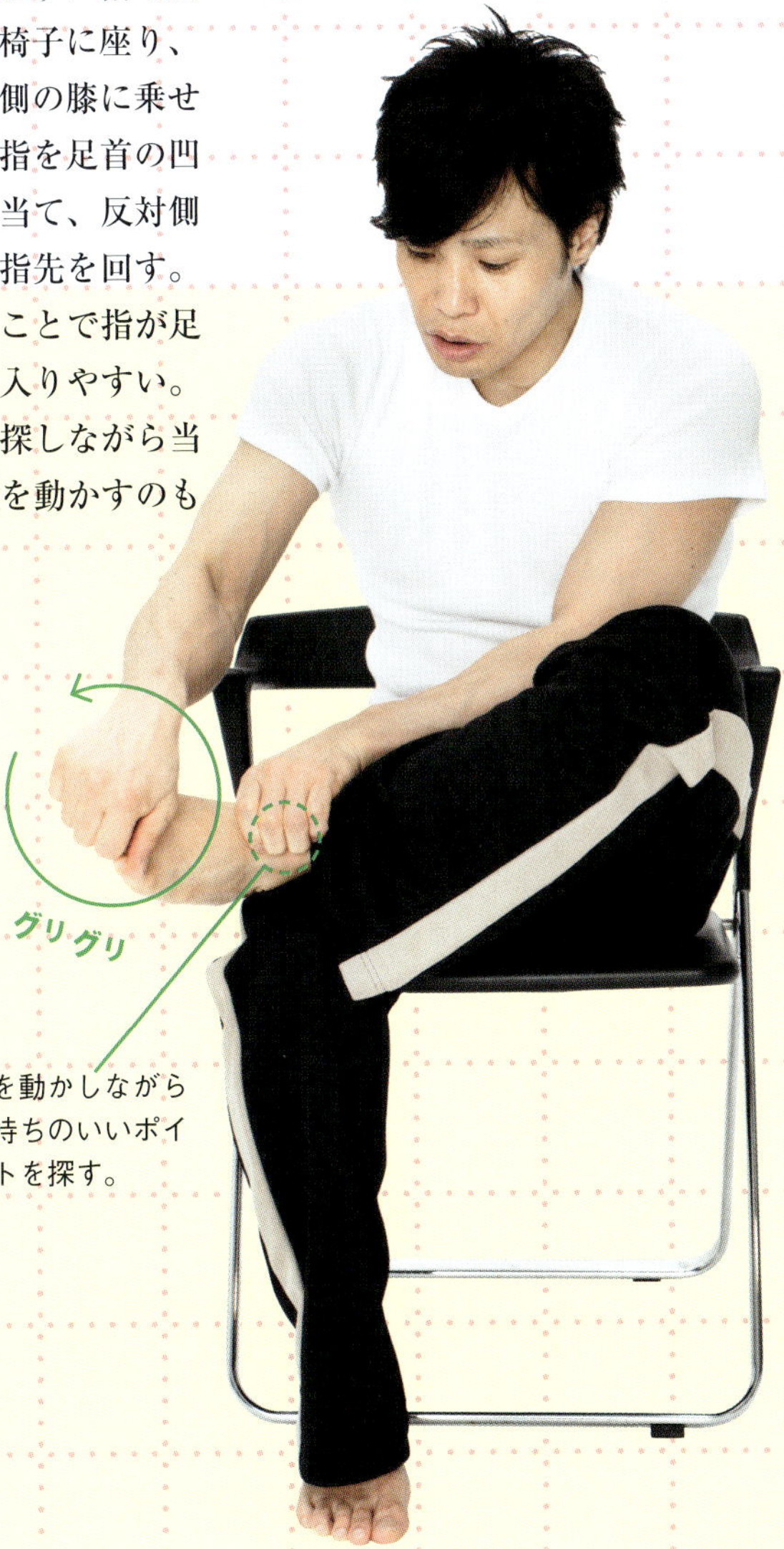
グリグリ
指を動かしながら
気持ちのいいポイ
ントを探す。

すね

腰痛やむくみ解消のツボ足三里。力を調節しながらボールを転がす。

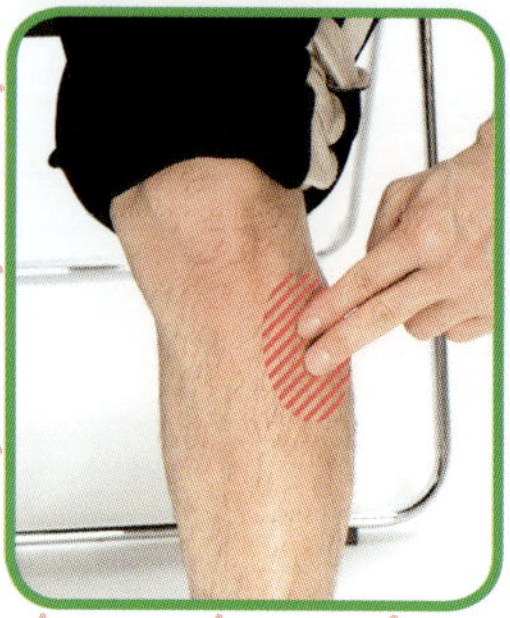

ボールの位置はココ!

膝のお皿の凹んだ部分から指４本分下がった場所の外側部分。足三里と呼ばれるツボに当たる。ここを基点にしてボールを転がす。

1

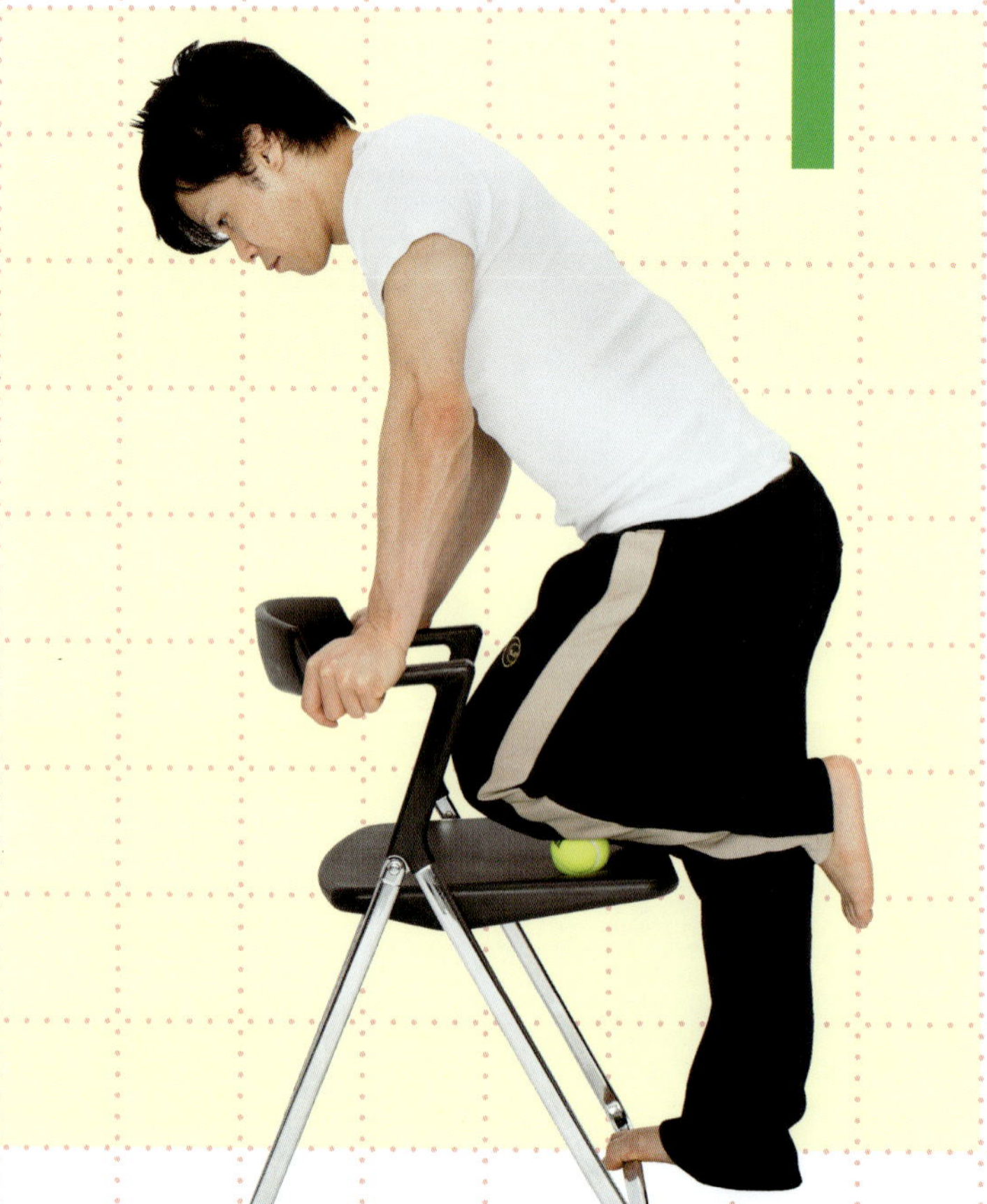

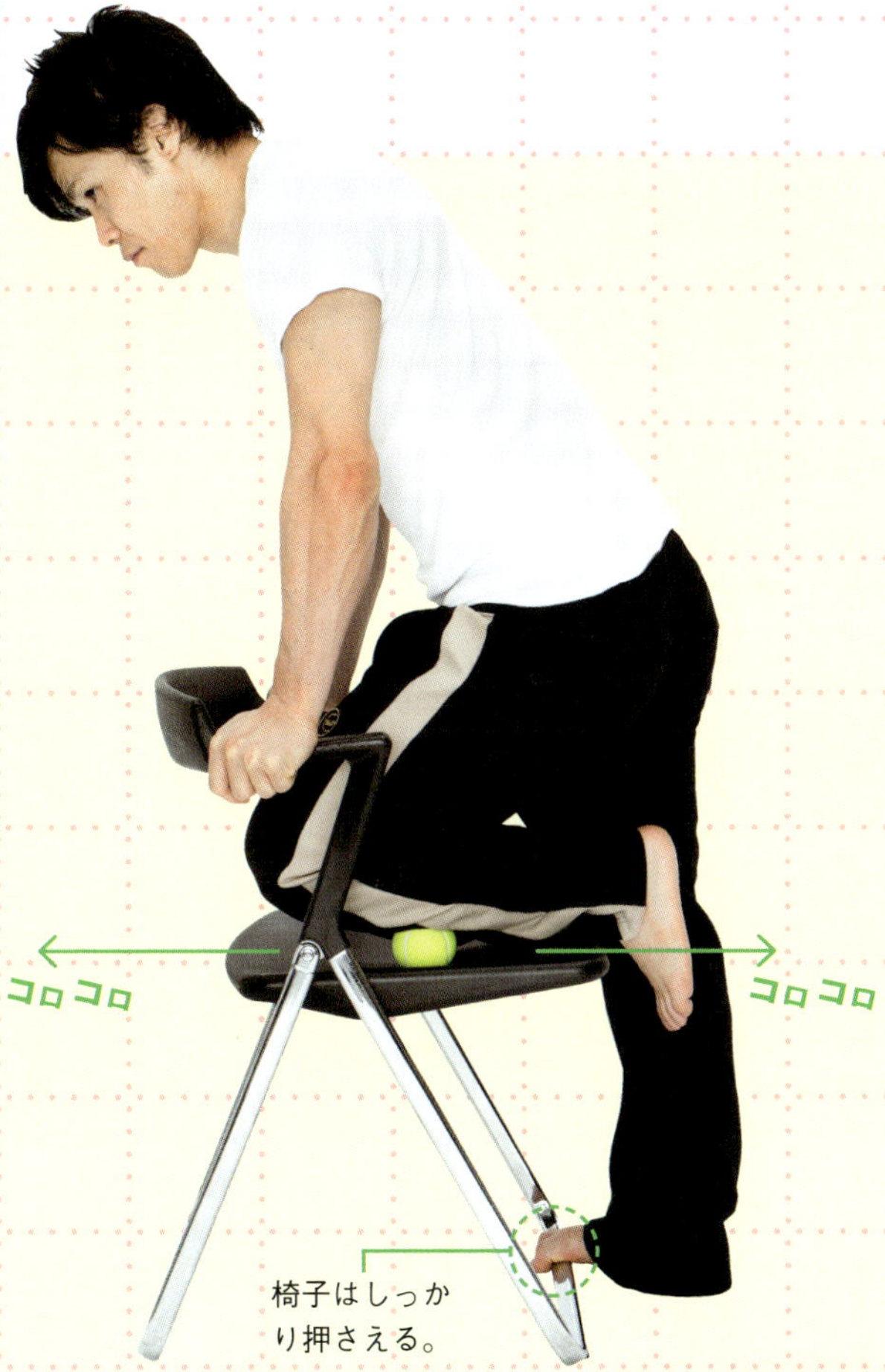
コロコロ
コロコロ
椅子はしっかり押さえる。

2

1 椅子の座面にボールを置き、片脚のすねをボールの上に。
2 ボールをすねで押し付けるように上下左右にコロコロ転がす。両手で椅子のひじを掴んで行うとバランスがとれる。

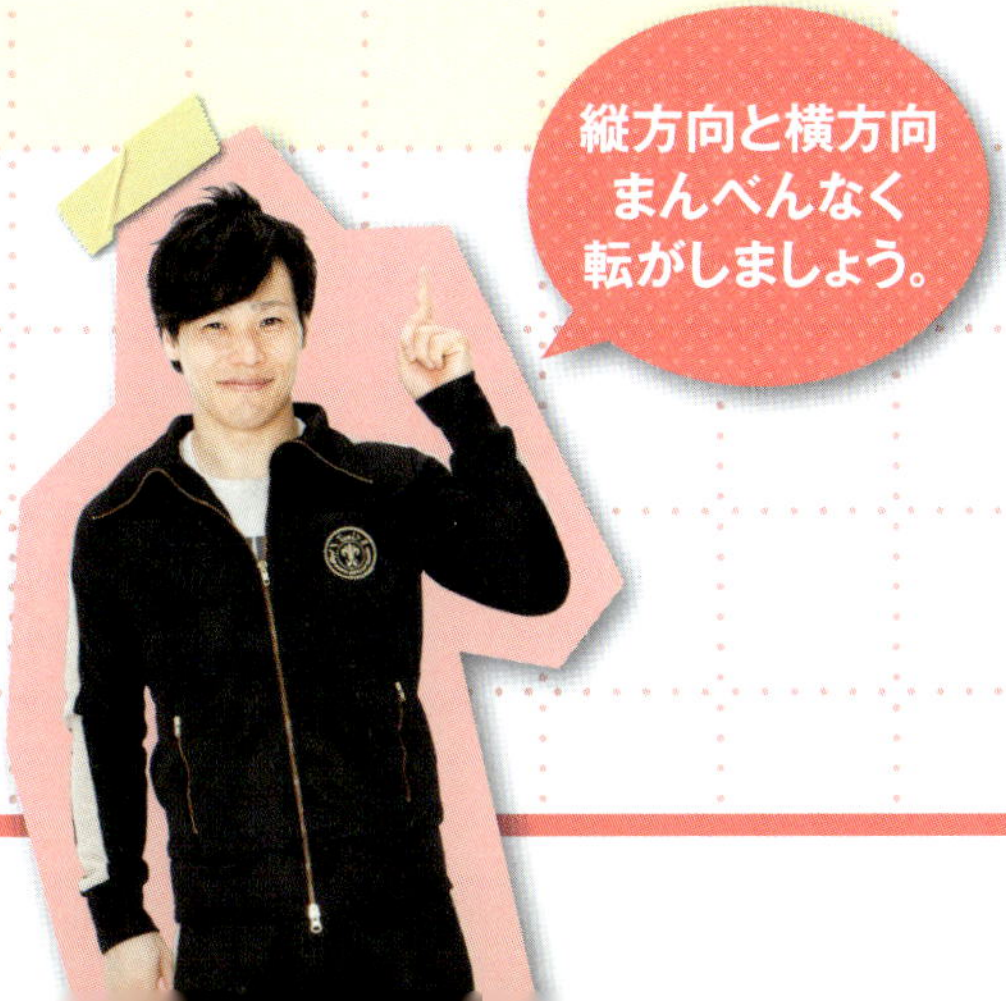
縦方向と横方向
まんべんなく
転がしましょう。

膝

爪先で膝の裏の筋肉を動かしながら腰痛エネルギーラインを刺激する。

1

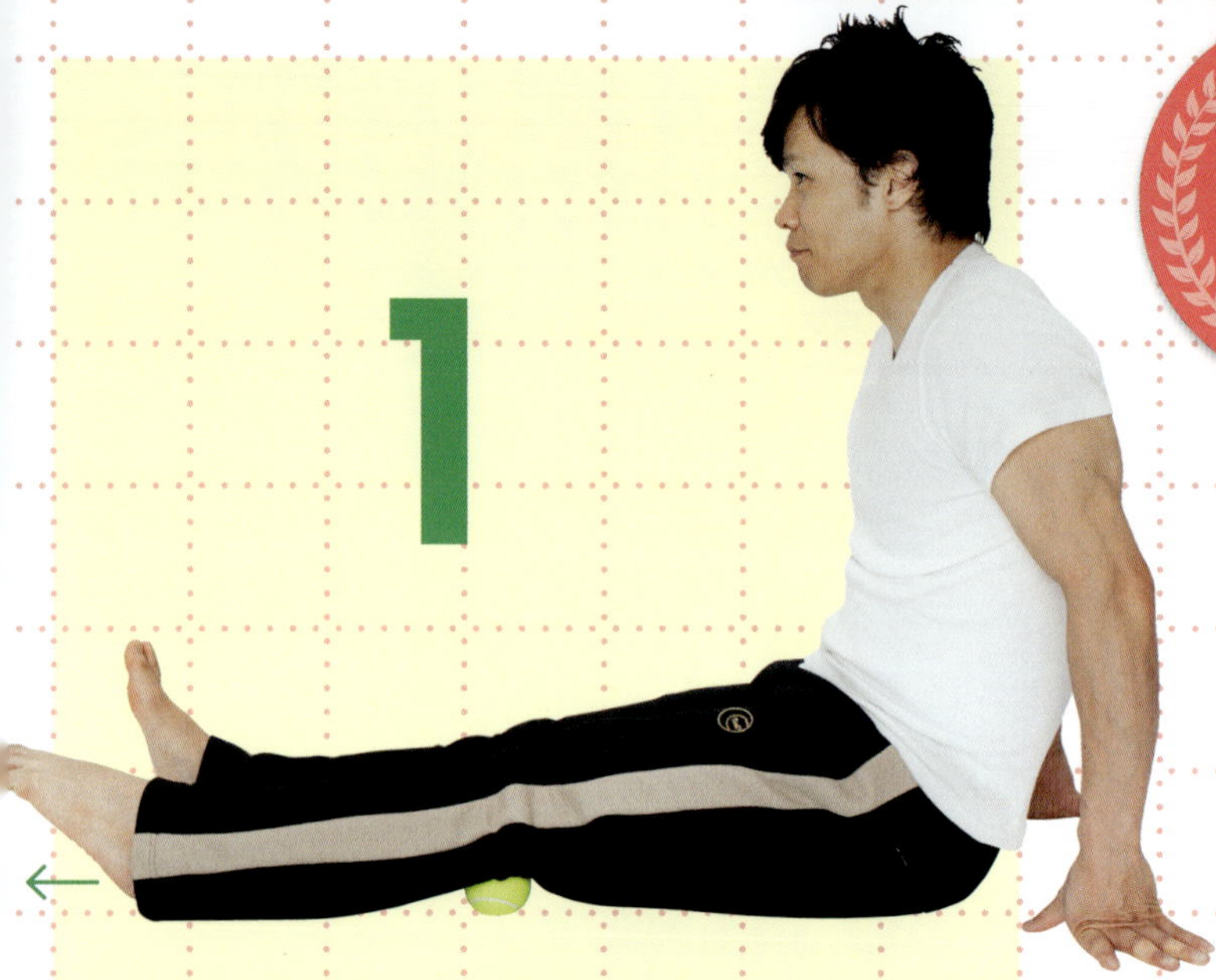

ボールの位置はココ!

膝の真裏ではなく、やや下の位置。外側が気持ちいい人と内側が気持ちいい人がいるので、どちらかしっくりくるほうで行う。

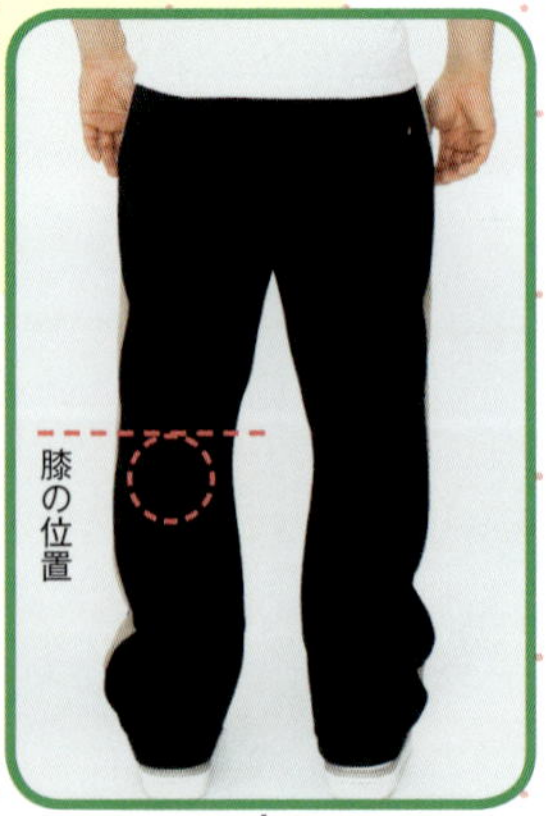

1 爪先を立てたまま、脚をやや開いてボールを膝の内側に移動させる。
2 今度は脚を閉じてボールを膝の外側にもってくる。これを数度繰り返し。

バリエーションの場合は、足を開いたり閉じたりしてボールを左右に動かす。

Energy Line Massage

2

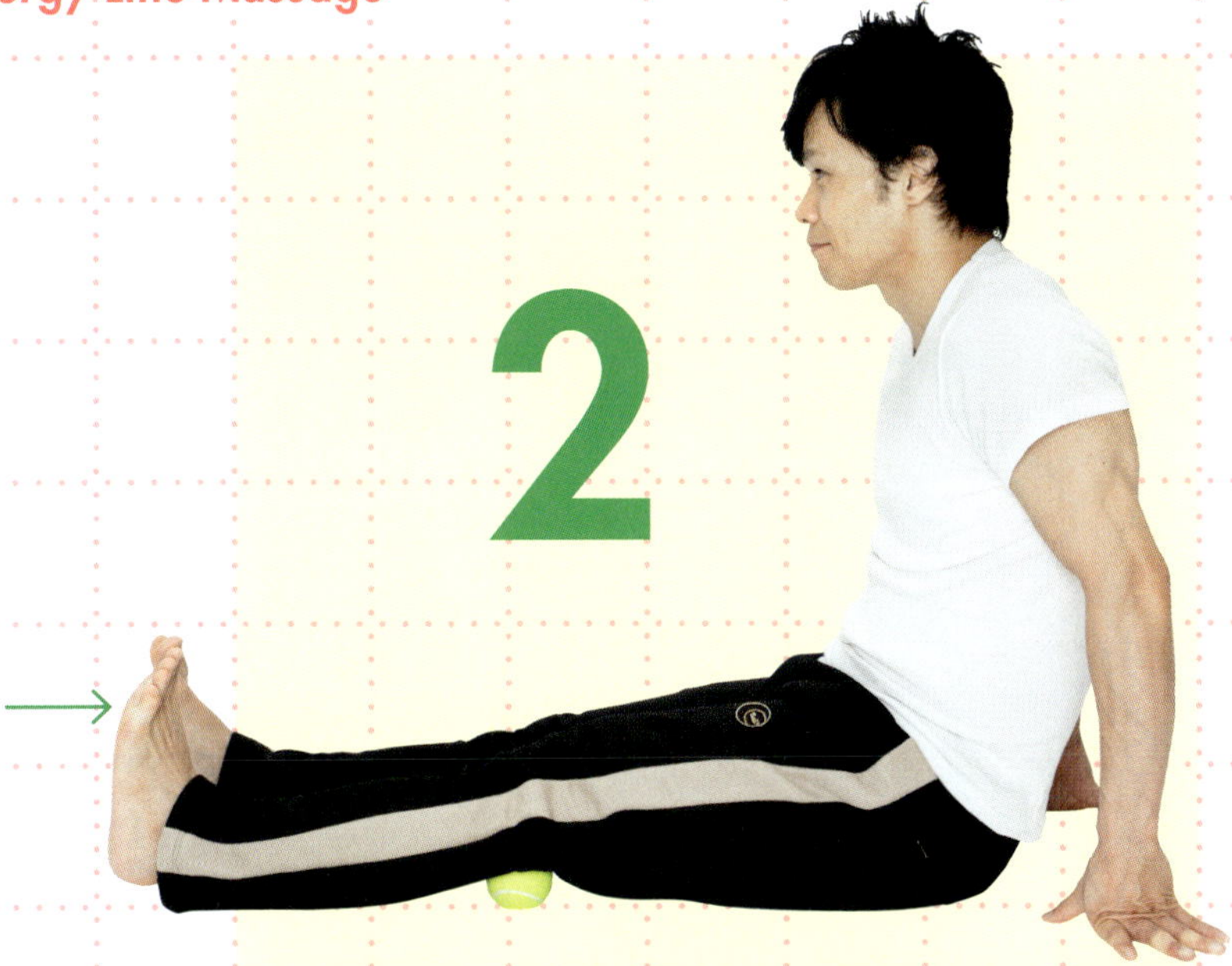

1両脚を伸ばして座る。片方の膝の裏にボールを置く。ボールを置いた側の足の爪先を伸ばす。
2次に爪先を立てる。リズミカルに繰り返すと、ふくらはぎの筋肉が収縮し、膝に刺激が入る。

Variation

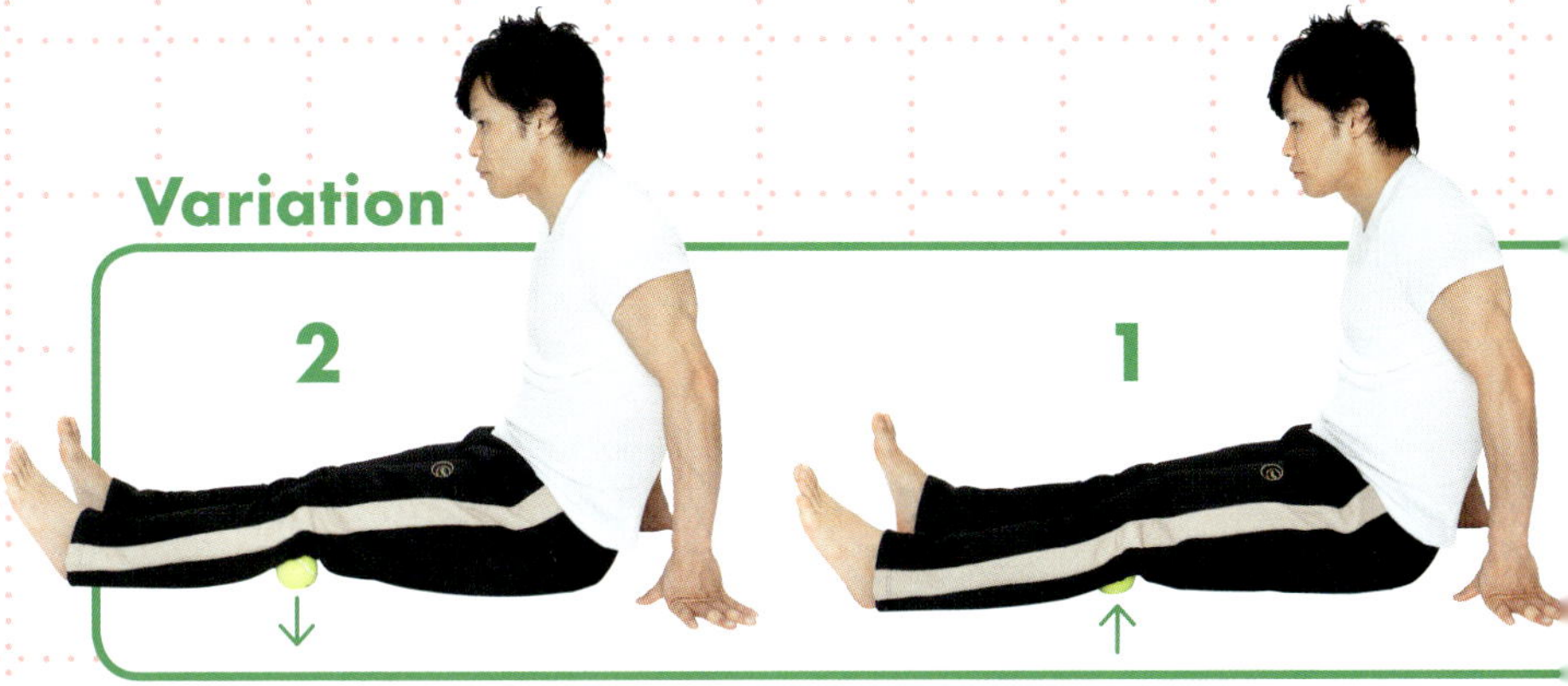

太もも外側

硬く張りやすい太ももの外側の靭帯《じんたい》をじっくりとほぐして腰痛を緩和。

1 床に横になって肘を立てる。下になった脚を軽く伸ばし、太ももの下にボールをセット。
2 おヘソをのぞき込むように上体を前傾させ、脚を動かしながらボールを太ももの上下に移動。

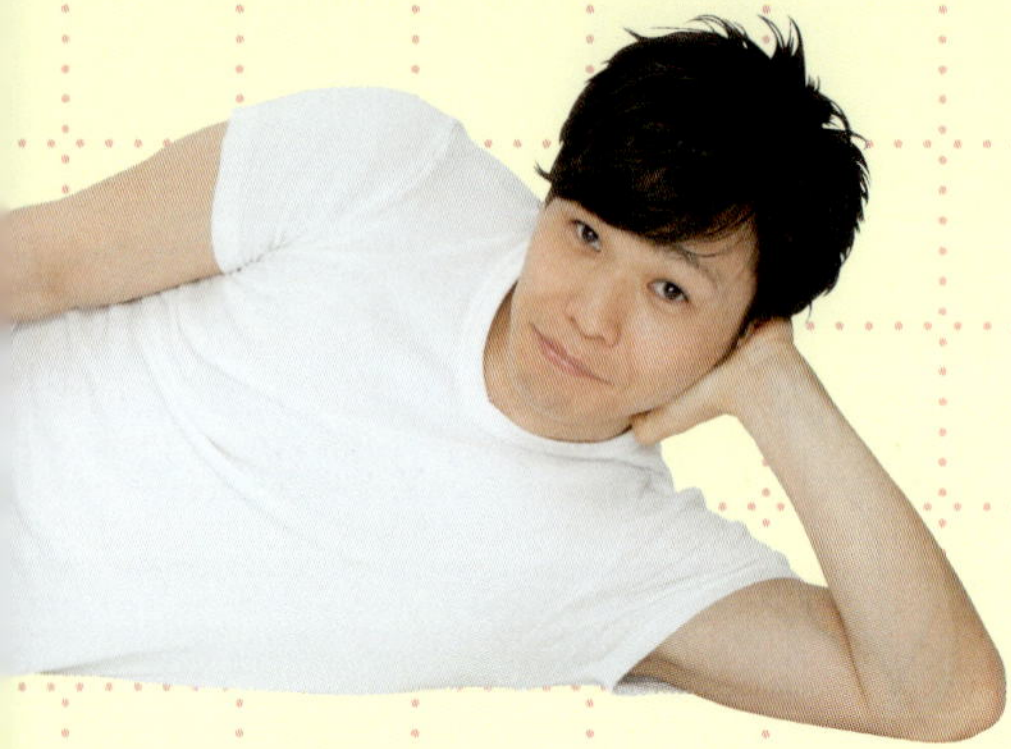

1

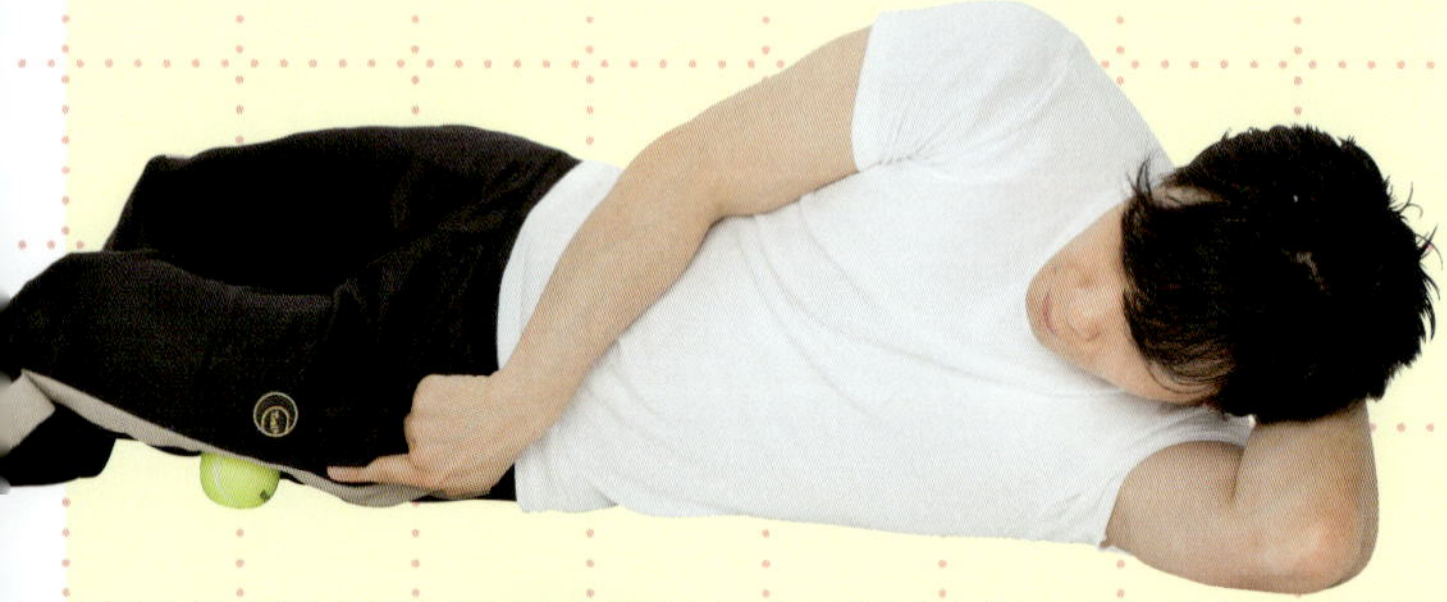

2

Energy Line Massage

ボールの位置はココ!

骨盤から膝まで、太ももの外側、両手で太ももの横をむにっと掴んだところ。刺激しながら気持ちのいい場所を探す。

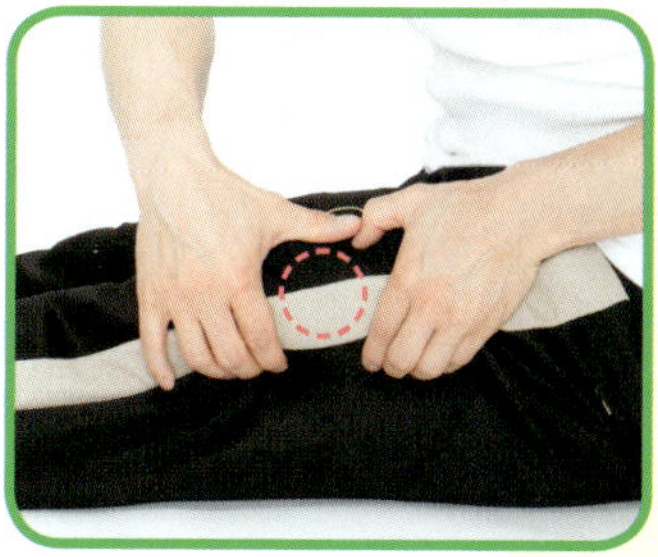

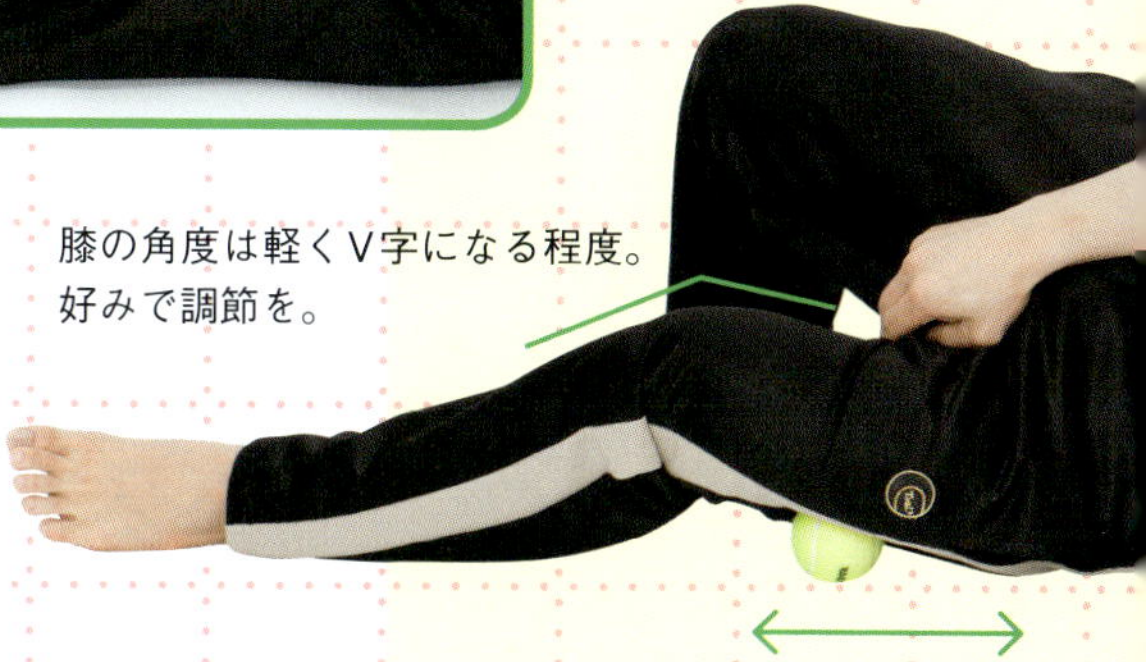

膝の角度は軽くV字になる程度。好みで調節を。

更にできる人は

上体を起こして体重をかけながらボールをころころと移動させると、より刺激が入る。痛い人は無理に行わないように。

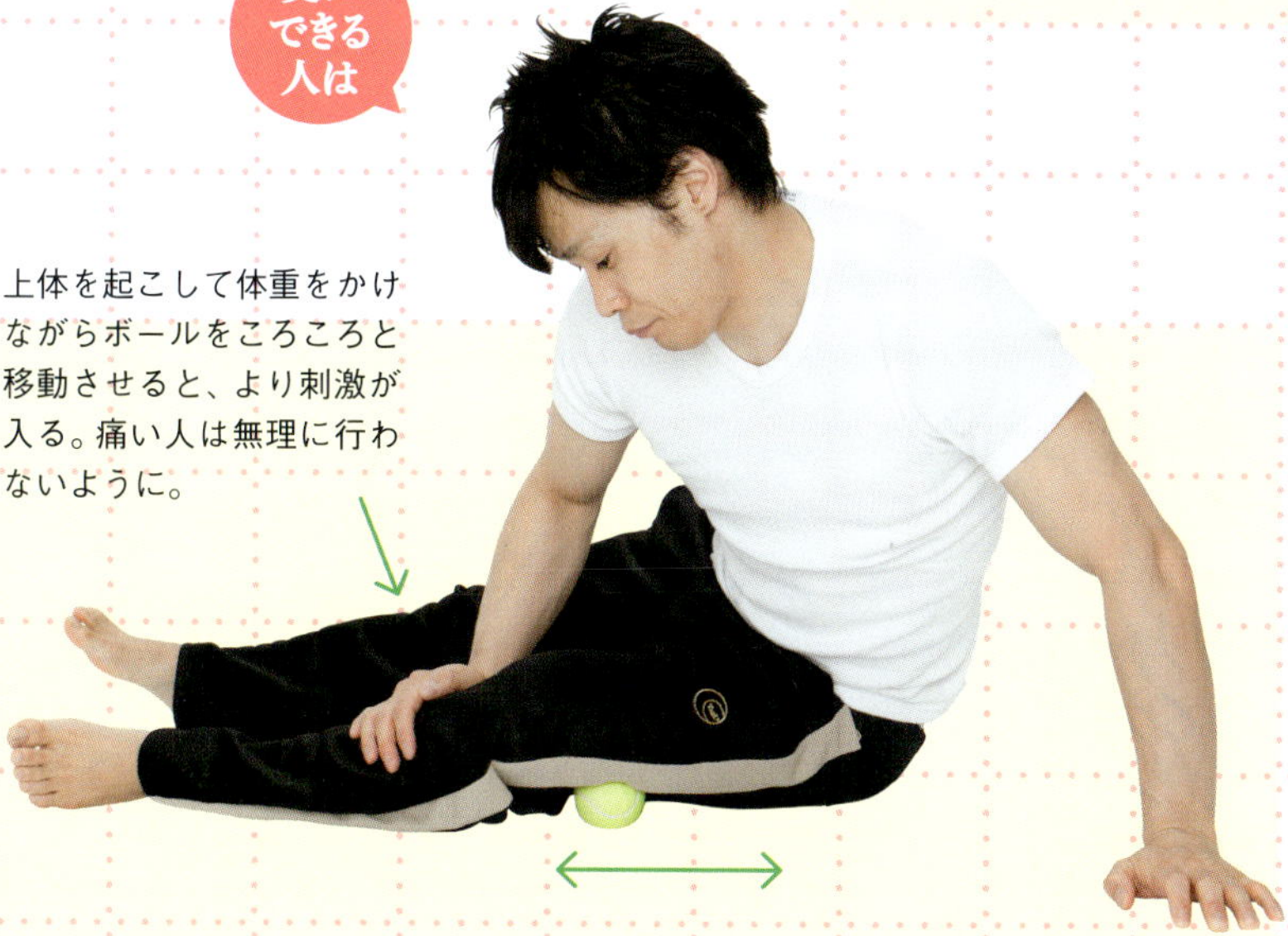

太もも裏

腰痛にダイレクトに関わる神経の通り道。お尻と太もも裏の境目をゆるめる。

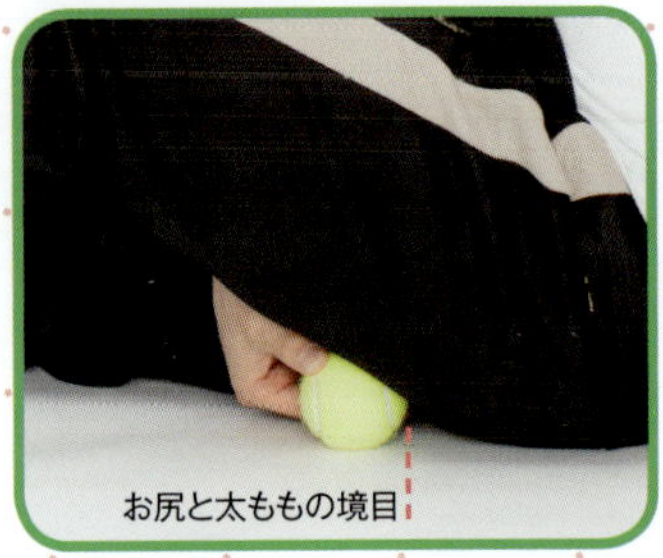

ボールの位置はココ!

腰椎から出てお尻を通り、太ももの後ろから足の先まで至る腰痛に関わる神経。その神経の通り道のお尻と太ももの付け根を狙う。

1

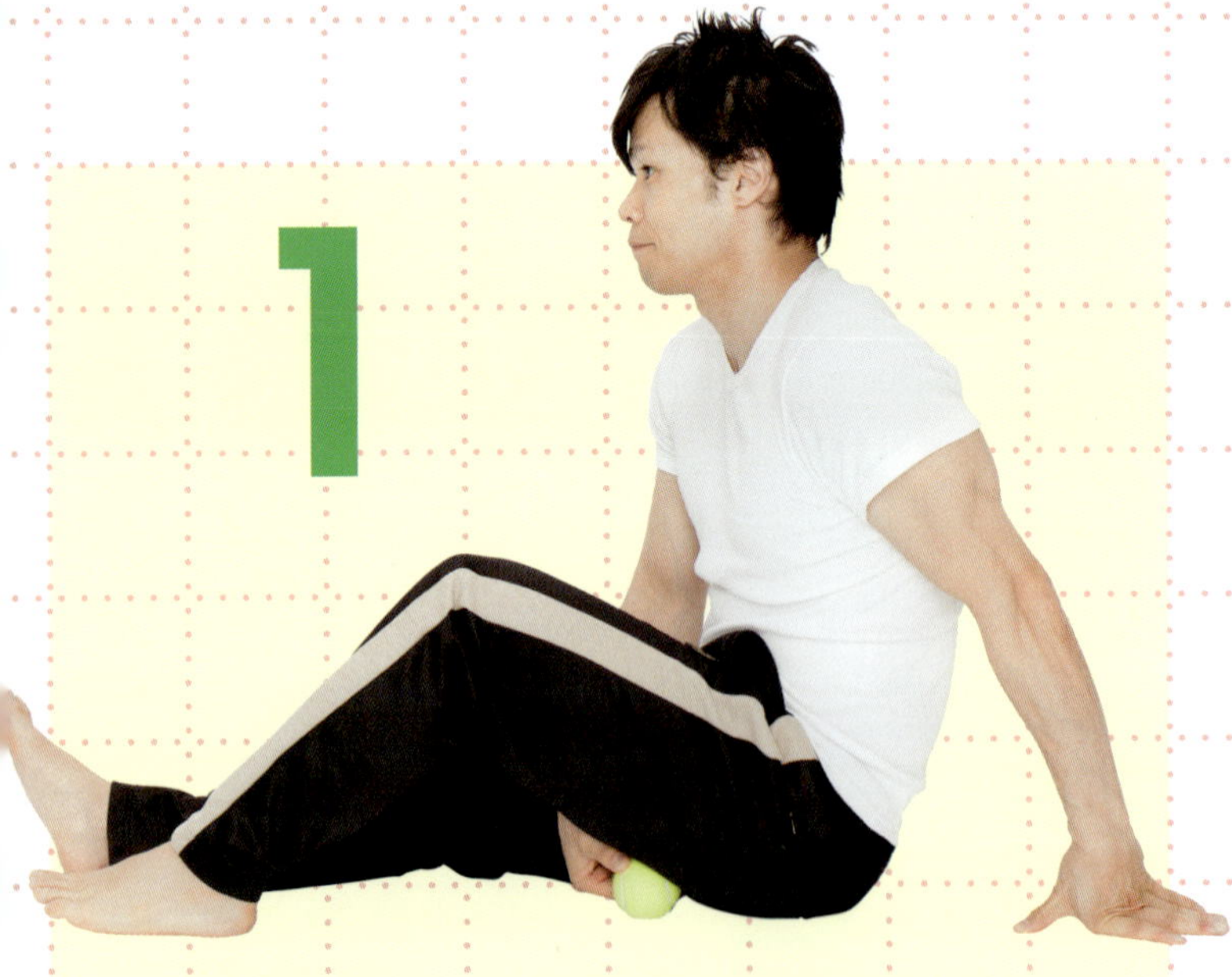

1 床に座って両脚を伸ばす。太ももの付け根にボールをセットする。

2 両手をカラダの後ろにつき、気持ちがいいと感じる場所を探しながら、体重移動をしてボールを転がす。

3 上体の位置を変え、横にスライドさせてもよし。

2

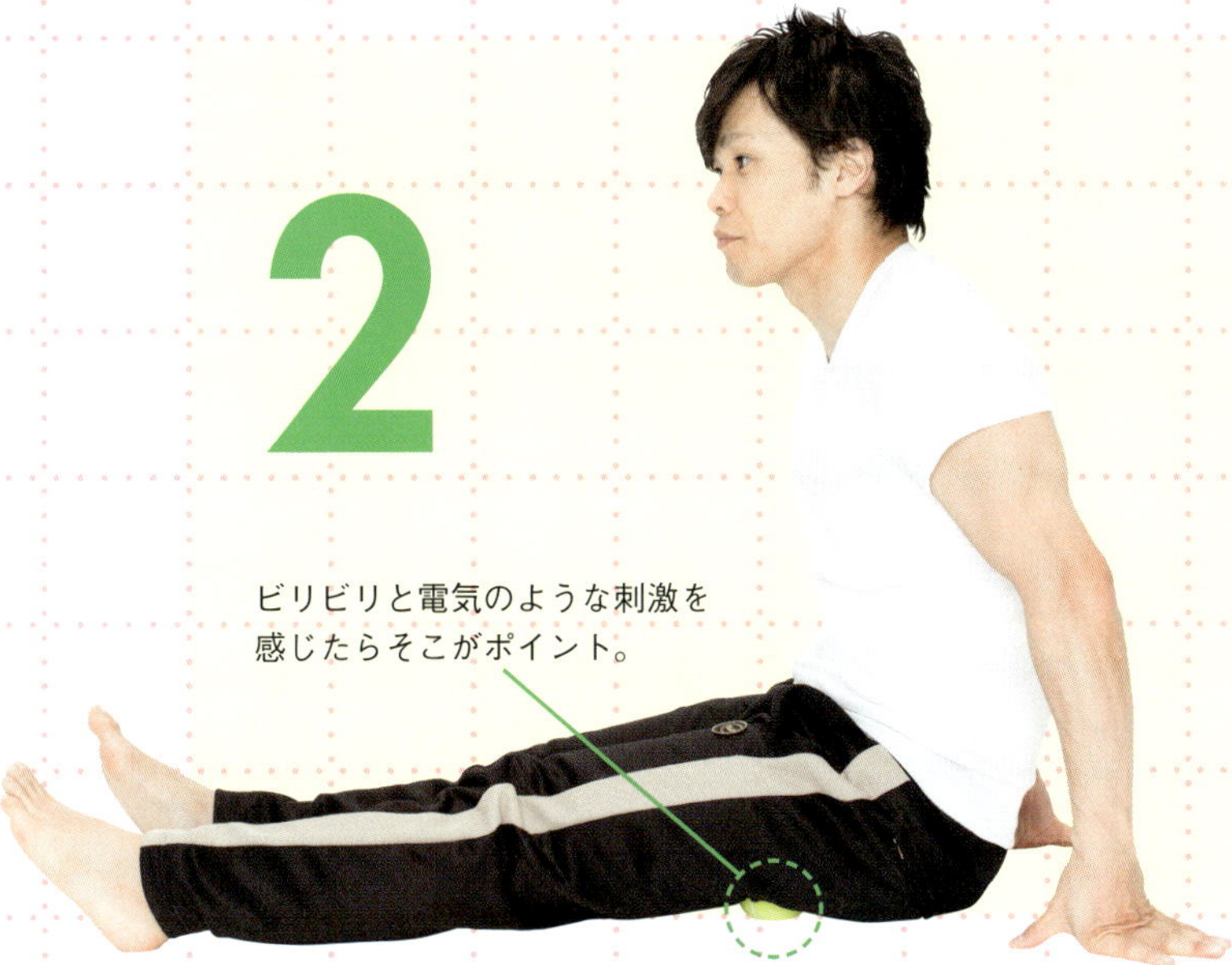
ビリビリと電気のような刺激を
感じたらそこがポイント。

3

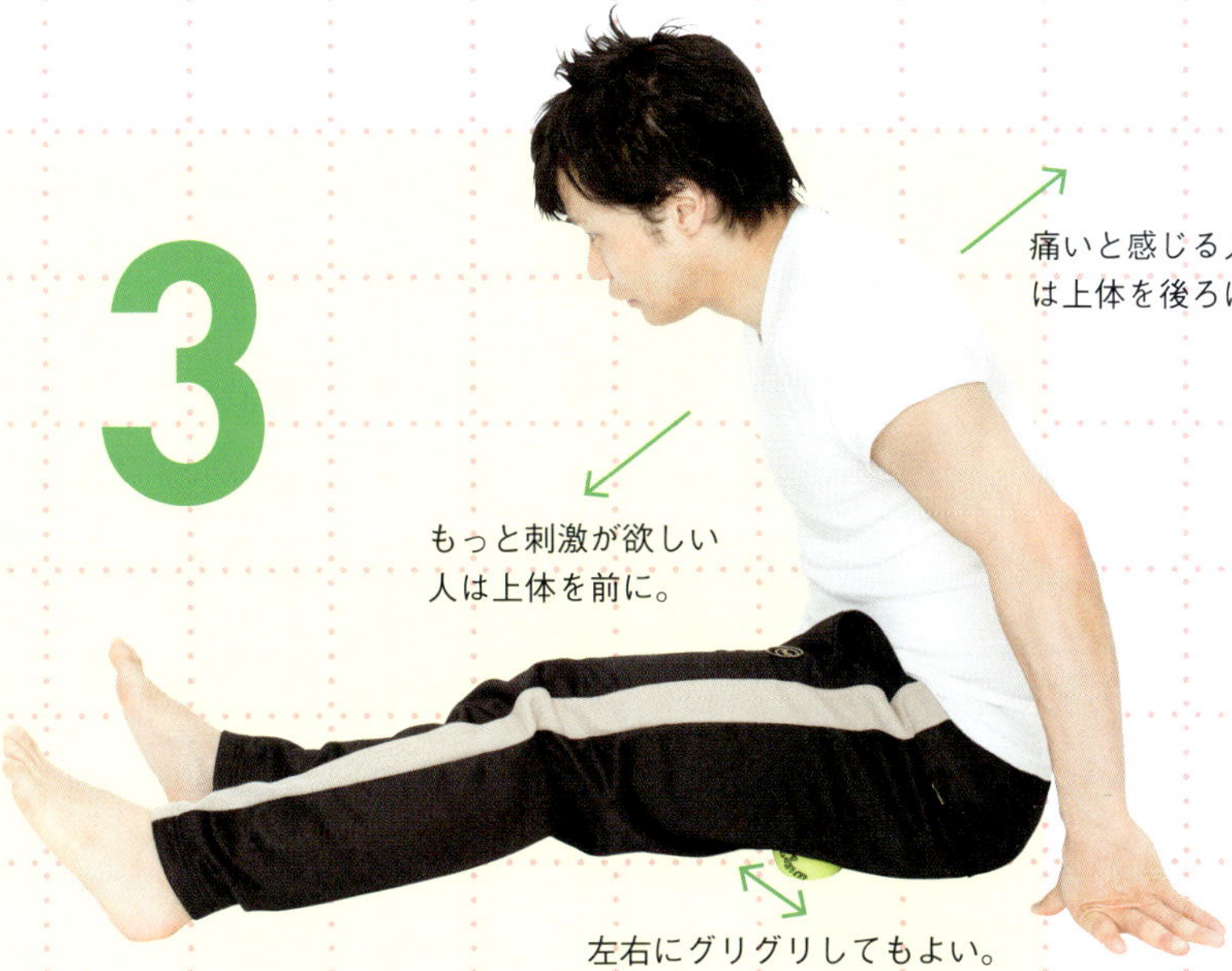
痛いと感じる人
は上体を後ろに。
もっと刺激が欲しい
人は上体を前に。
左右にグリグリしてもよい。

お尻の横

お尻の横の筋肉を刺激することで固まっている股関節の動きが軽くなる。

枕を使うと
ラクだよ。

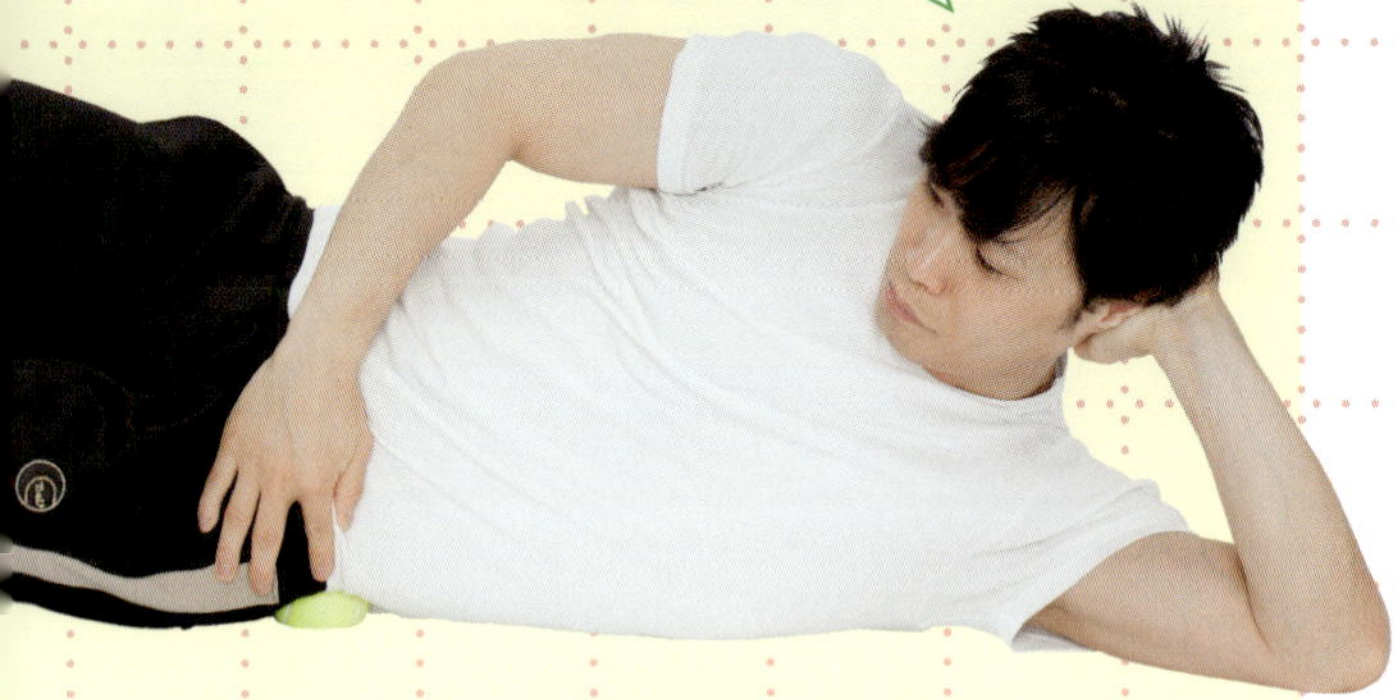

1

ボールの
位置はココ!

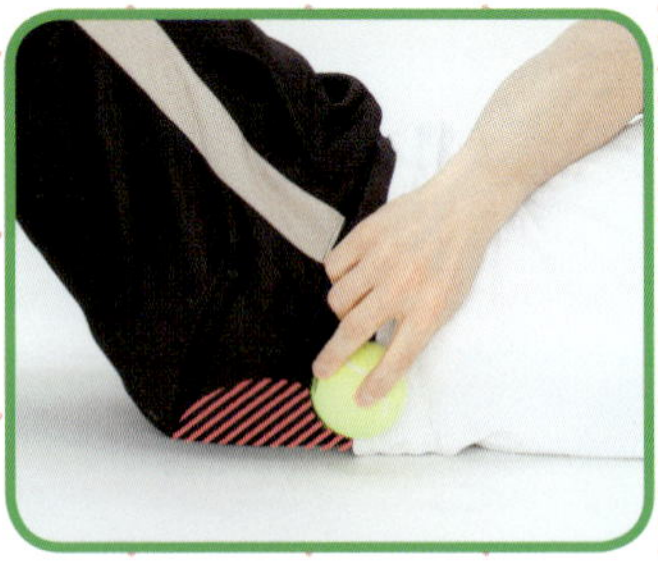

お尻の横の筋肉。ふだんはなかなか刺激することのできない部位。さらに深部にある筋肉も同時に刺激できる。気持ちのいい人は腰骨のぐりぐりを刺激してもOK。

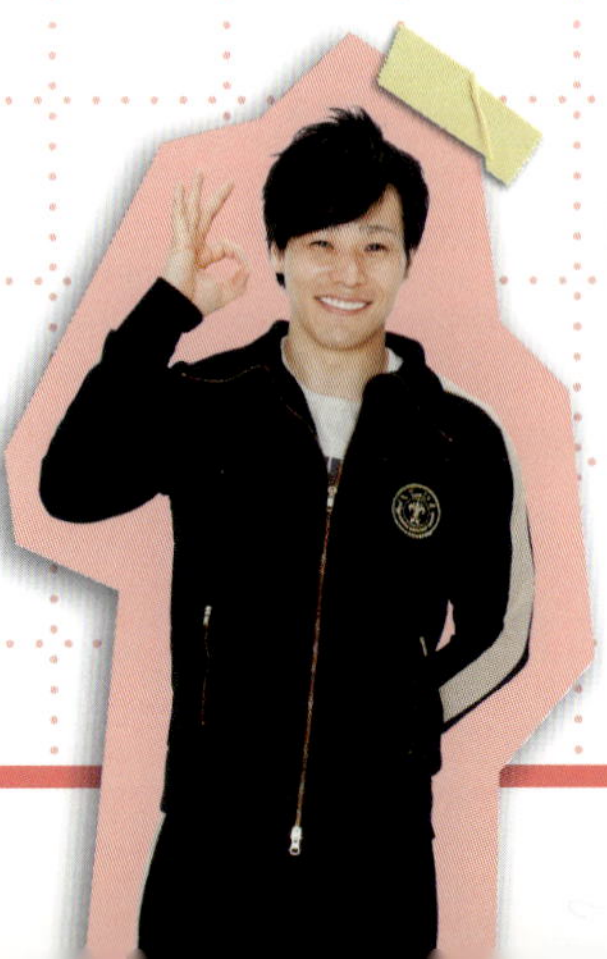

固まりがちな
お尻の横を
ほぐしましょう。

Energy Line Massage

1 床に横向きに寝て、片肘を立てる。お尻と床の間にボールを入れる。
2 下側の脚は伸ばす、反対側の脚の膝を曲げ、体重を逃がしながら、おヘソを上に向ける。
3 ときには上半身を起こしてボールの位置を変える。体重を全部乗せず上半身は立てた肘に預ける。

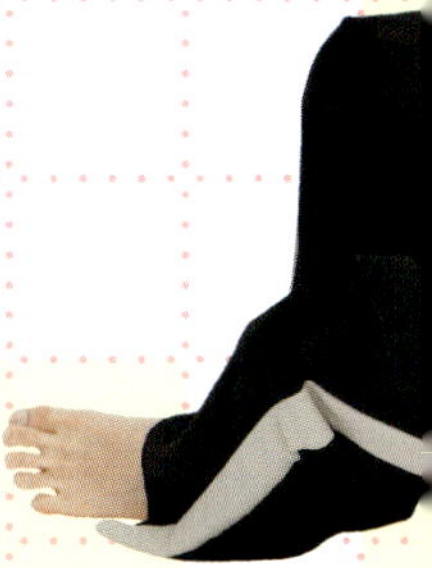

2

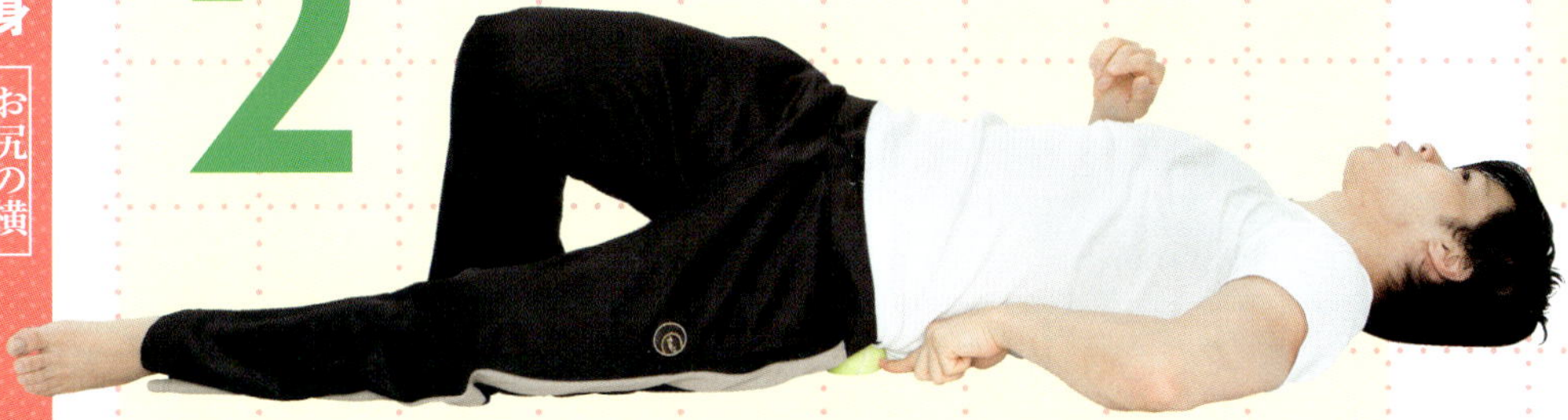

3

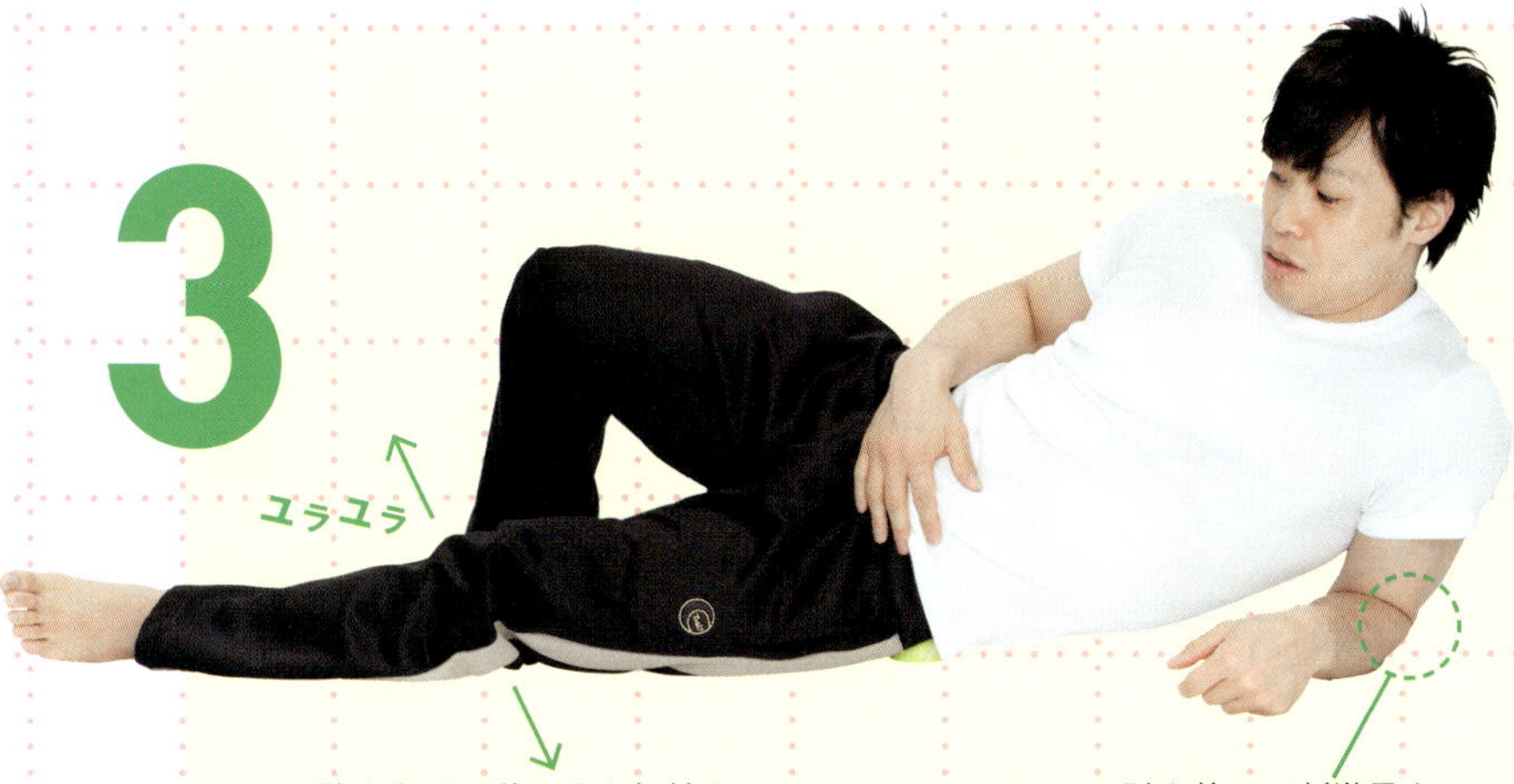

膝を上下に動かすと気持ちいい。

肘を使って刺激量をコントロール。

骨盤の関節

カラダの〝歪み〟の原因となる骨盤の関節を左右同時に刺激。

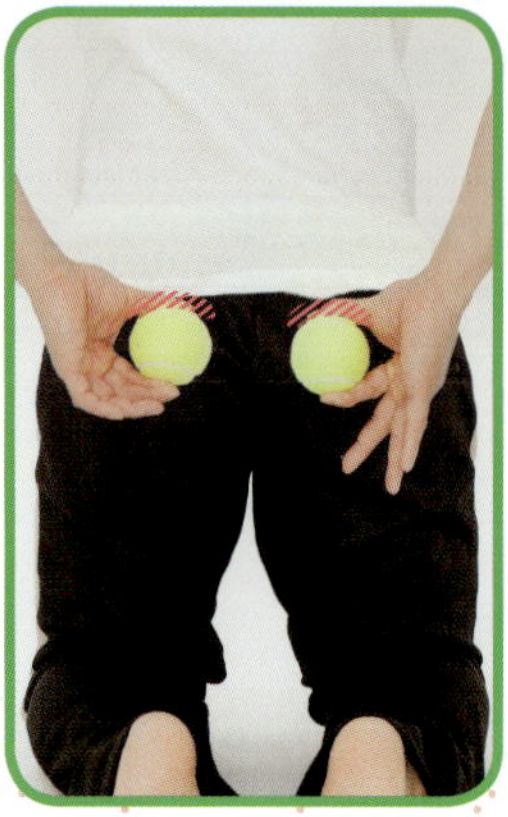

ボールの位置はココ!

骨盤の中央部分にある仙骨とその左右にある骨のつなぎ目。カラダを動かしながら気持ちのいい部分を探そう。

使うボールは2つ。背中側でボールを両手にもって、座った姿勢から床に仰向けになる。そのままリラックス。腰の下にタオルなどを当てて、お尻を動かし、少しずつボールの位置を移動させてもいい。

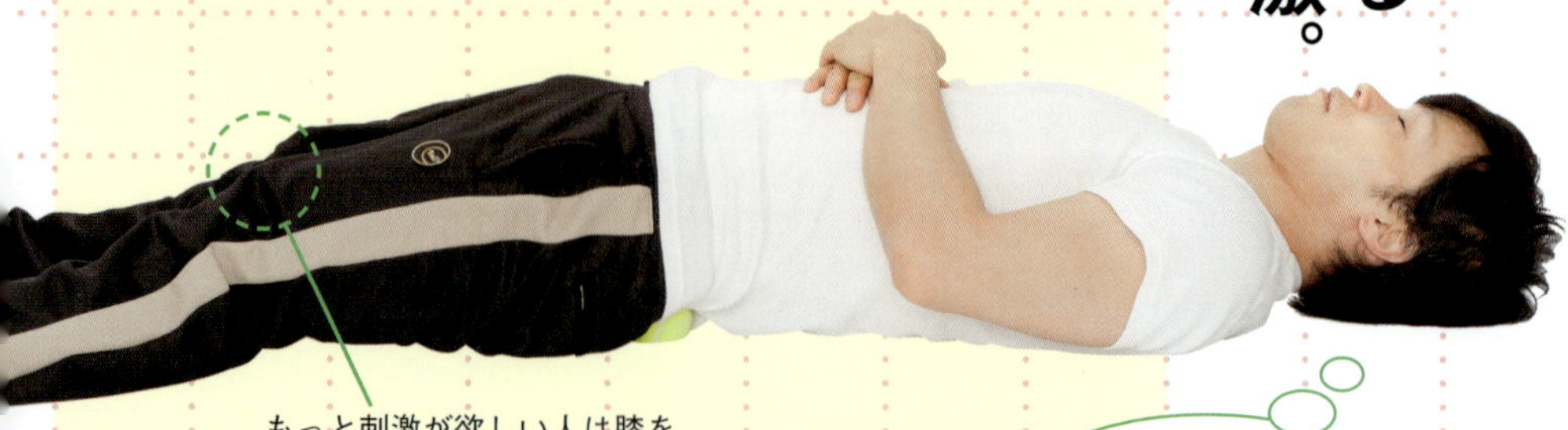

もっと刺激が欲しい人は膝を曲げるとよい。

骨盤が開いていく
イメージで。

脚の付け根

リンパの在り処のひとつ。ほぐすことで腰の張りを解消。

1

1 うつ伏せになり股関節のやや上にボールを置き両肘を立てる。ボールの下にタオルを当ててもよい。

2 上体を寝かせて顎を両手の上に乗せ、全身を左右にゆらゆら揺らし、ボールを動かす。張っている部分を探して刺激。

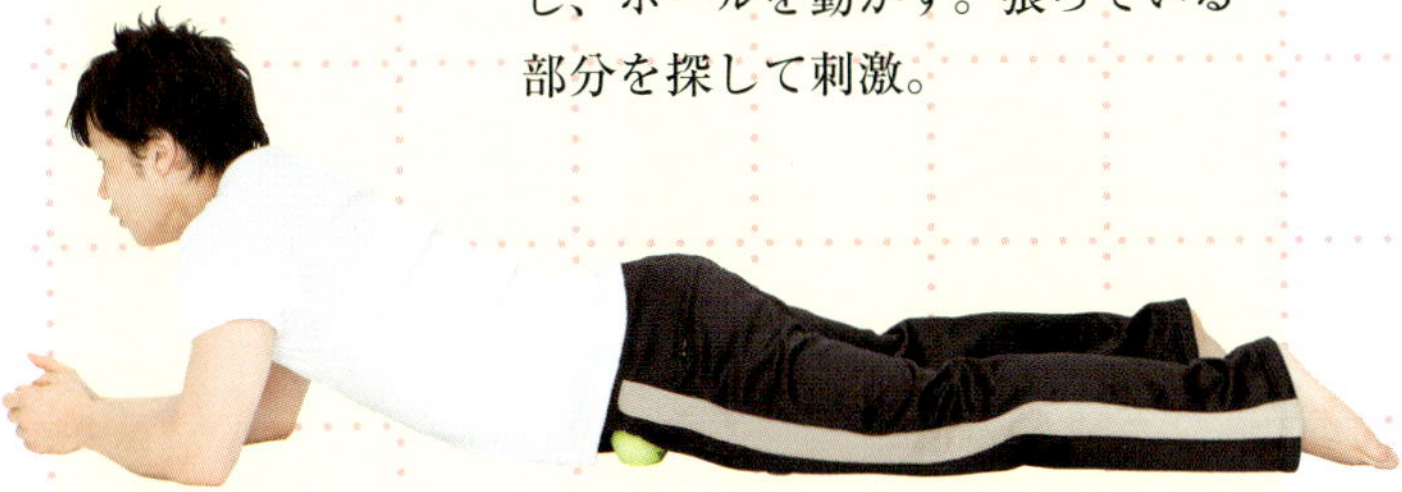

2

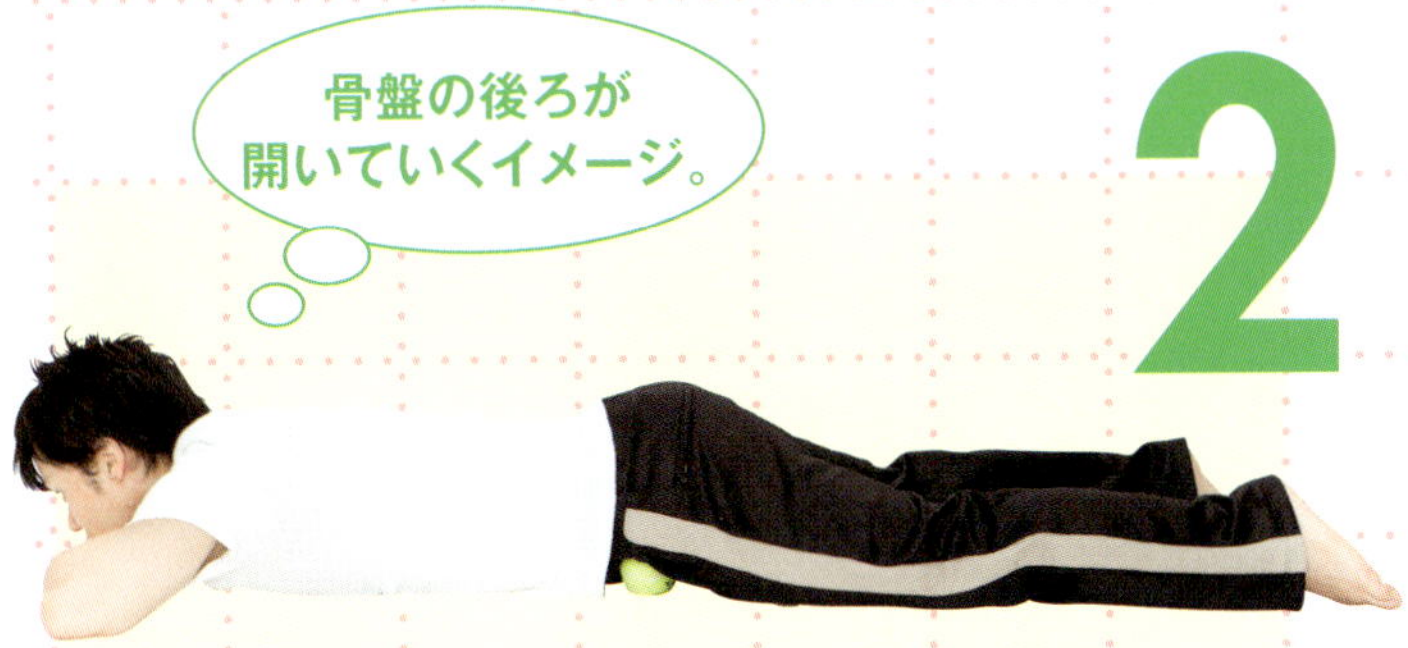
骨盤の後ろが
開いていくイメージ。

ボールの位置はココ!

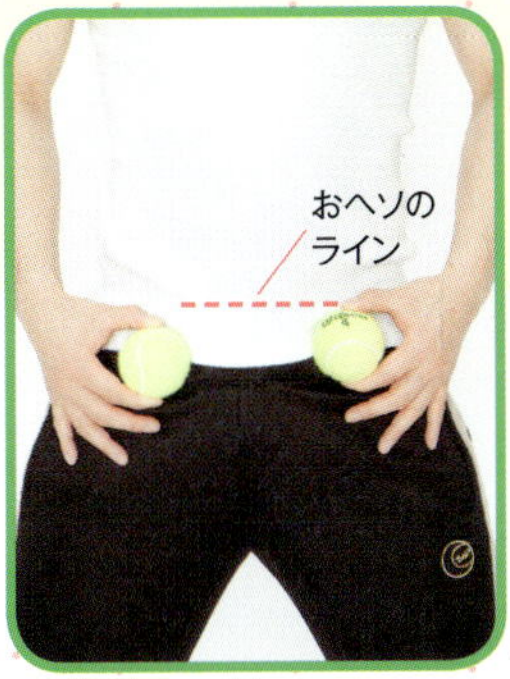
おヘソの
ライン

おヘソのボールふたつ分下に当たる部分。やはりボール２つで左右同時に刺激する。骨盤の関節マッサージとセットで行う。

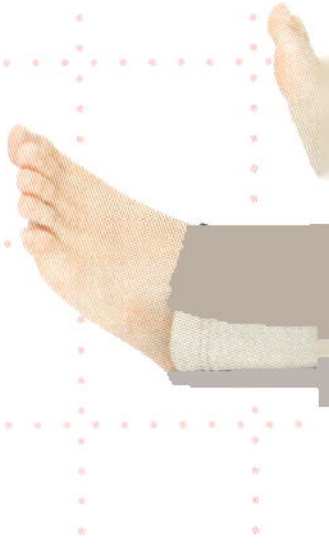

お腹の深部

お腹の奥にあり、骨盤を支える深層筋をほぐしていく上級編マッサージ。

床にうつ伏せになり、ターゲットの位置にボールを置く。左のお腹に置いたときは、左脚を伸ばし、右脚の膝を曲げる。左手の甲を腰に当てて、お腹を床に押し付けるようにする。内股がじーんとしてくるはず。

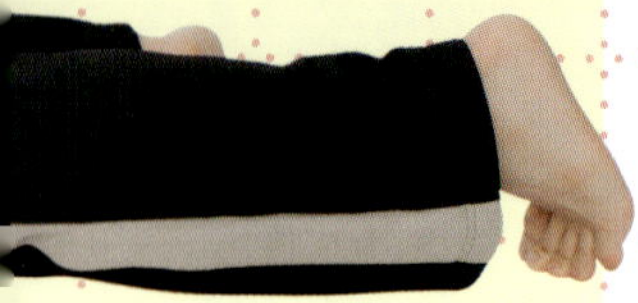

Point!

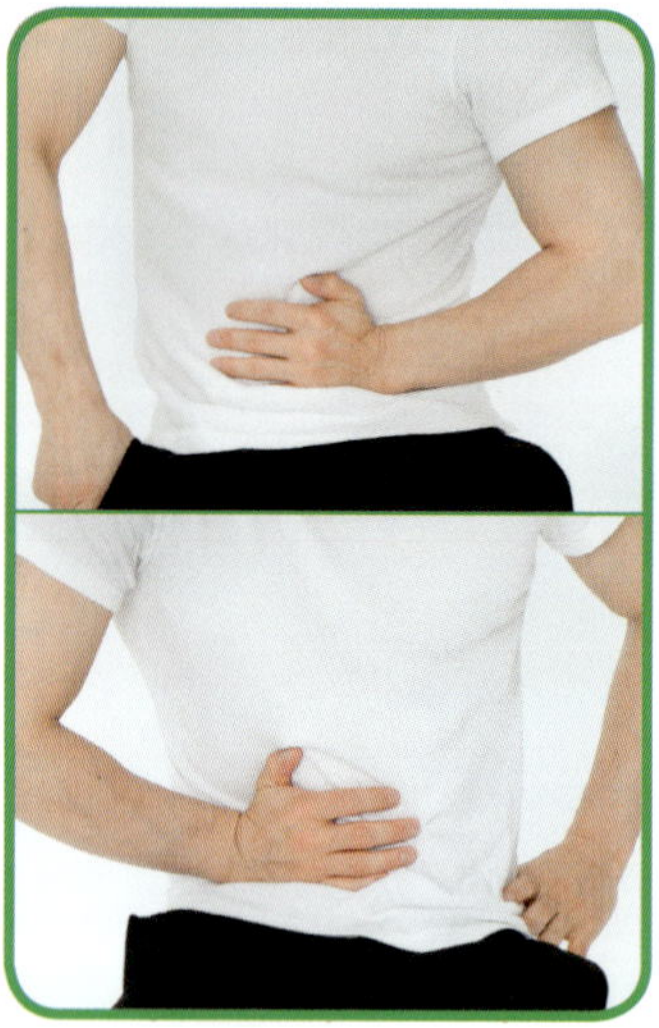

カラダの深部にあるインナーマッスルはいきなり刺激するのは難しい。まず、中央にある腹直筋を左右から手で押してお腹を整理する。

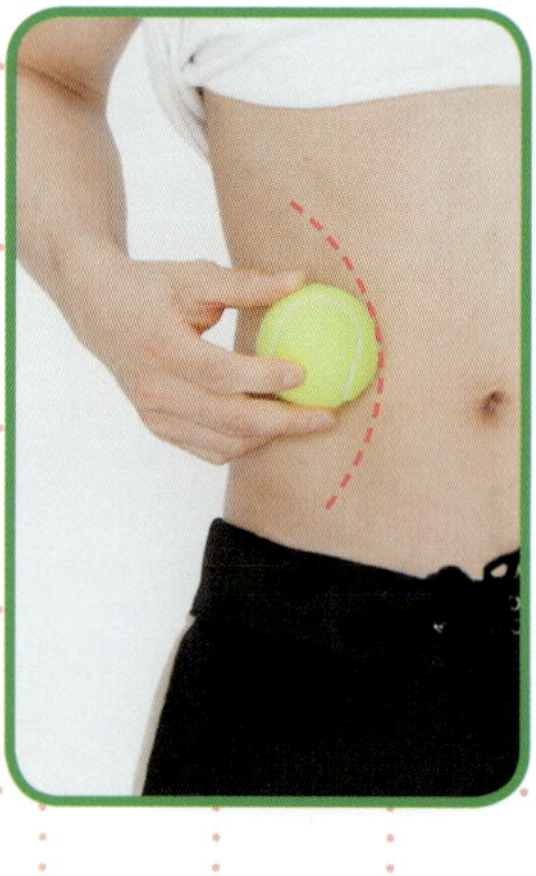

ボールの位置はココ!

お腹を縦に走る、いわゆる腹筋。その左右の端、おヘソの高さの部分にボールを当てる。左右片方ずつ刺激を入れていく。

Energy Line Massage

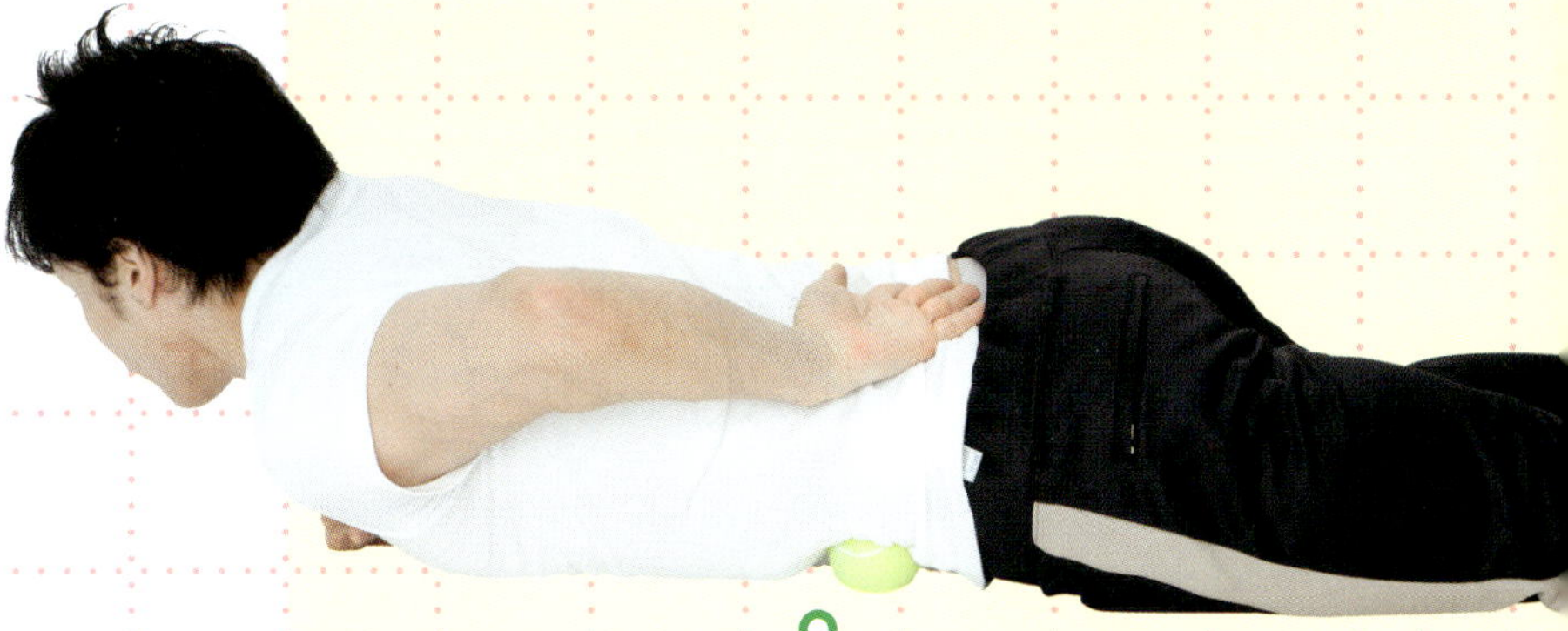

ビリビリと電気のような刺激が矢印の方向に入ったら、そこがポイント。ボールは動かさない。

Point!

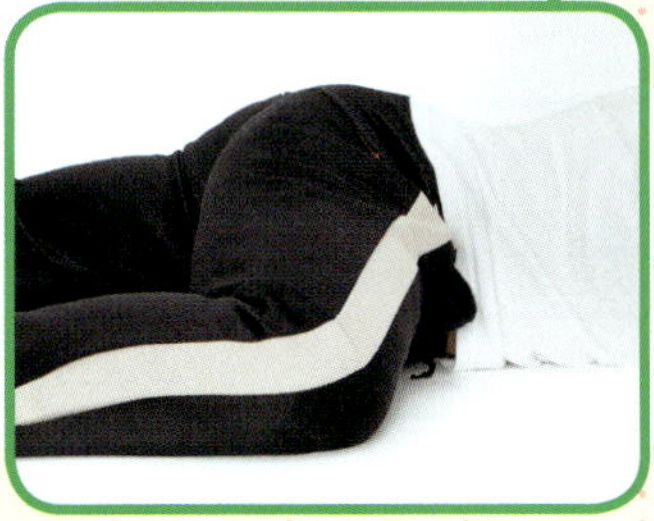

ボールを置いた側とは反対側の脚の膝は外に開き、直角に曲げる。すると伸ばした脚の側に体重がかかり、腸腰筋により大きな刺激が入る。

もっと刺激したいという場合は、高さを調節したタオルをボールの下に敷いて行ってみよう。

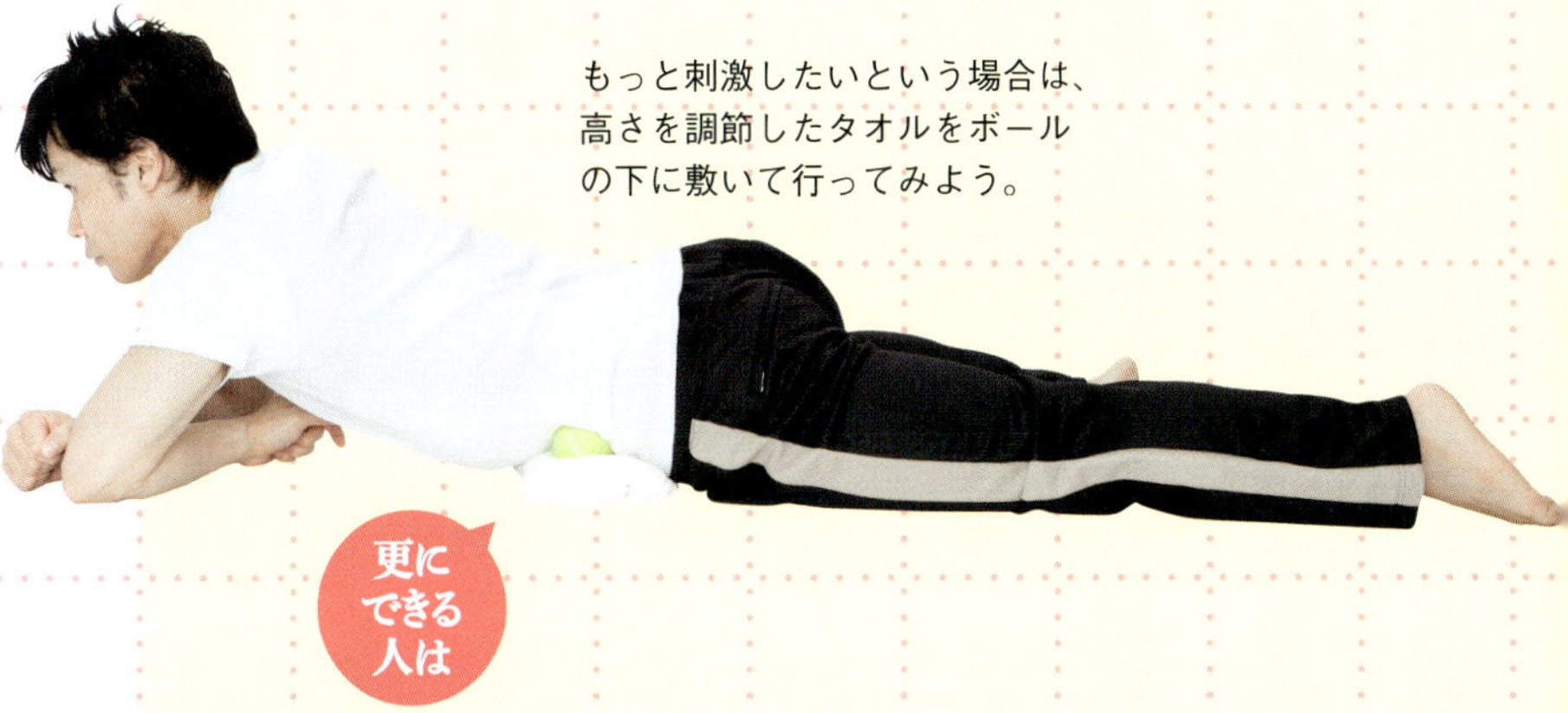

更にできる人は

＋αの上半身マッサージで、腰の凝りや痛みを、より緩和。

ここからは、上半身の「エネルギーライン・マッサージ」。腰に直接関わるエリアではないが、34ページで解説したように、全身の神経は脊髄というセンターを介してつながっている。上半身をボールで刺激することで、腰への負担を減らすことができるのだ。たとえば、

「肩甲骨がよく動く人のほうが、腰にかかる力が分散されますから腰痛がとれやすいと思います」（柳さん）

「肩と背中をつないでいる背中の筋肉のつっぱり感もなくなるはずです」（清水さん）

「胸の刺激で肋骨がほぐれれば、呼吸をするにも楽。酸素をたくさん取り込んで循環がよくなれば、腰への負担も減らせますね」（柳さん）

肩甲骨

骨盤と連動して動く肩甲骨を柔軟に。負担が分散されて腰痛が改善。

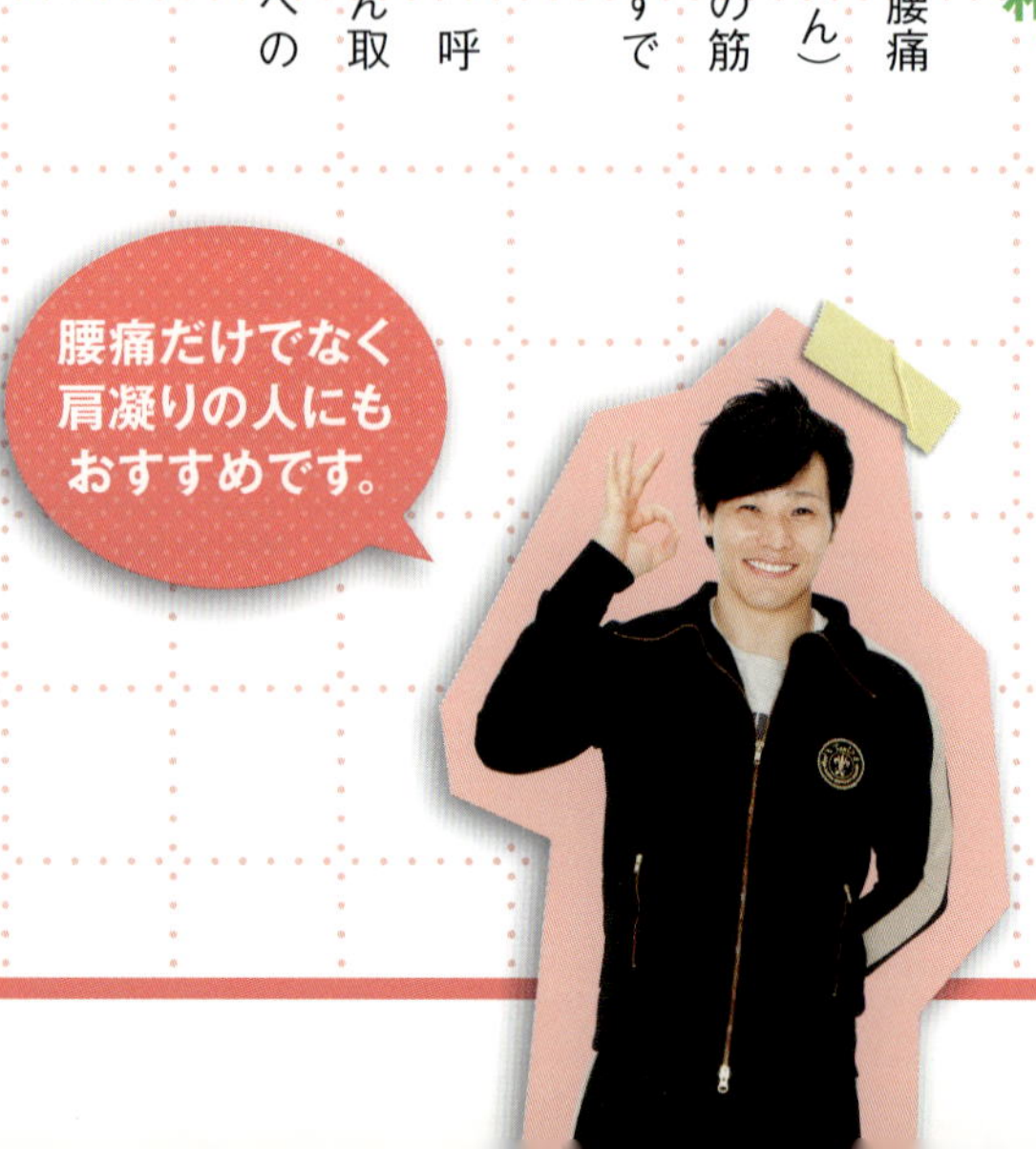
腰痛だけでなく
肩凝りの人にも
おすすめです。

Energy Line Massage

ボールの位置はココ!

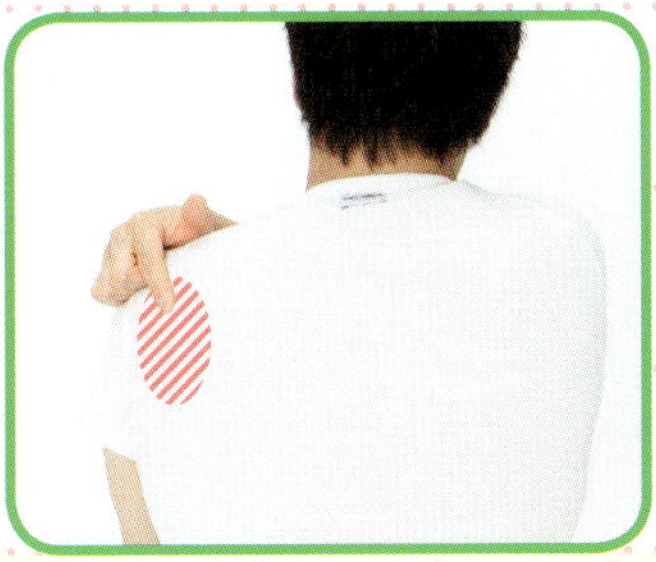

ボールを当てる位置は、肩甲骨の上側の端、指で押したときに、ちょうど凹むところ。ボールのサイズ、硬さは痛くない範囲で選ぶ。

1

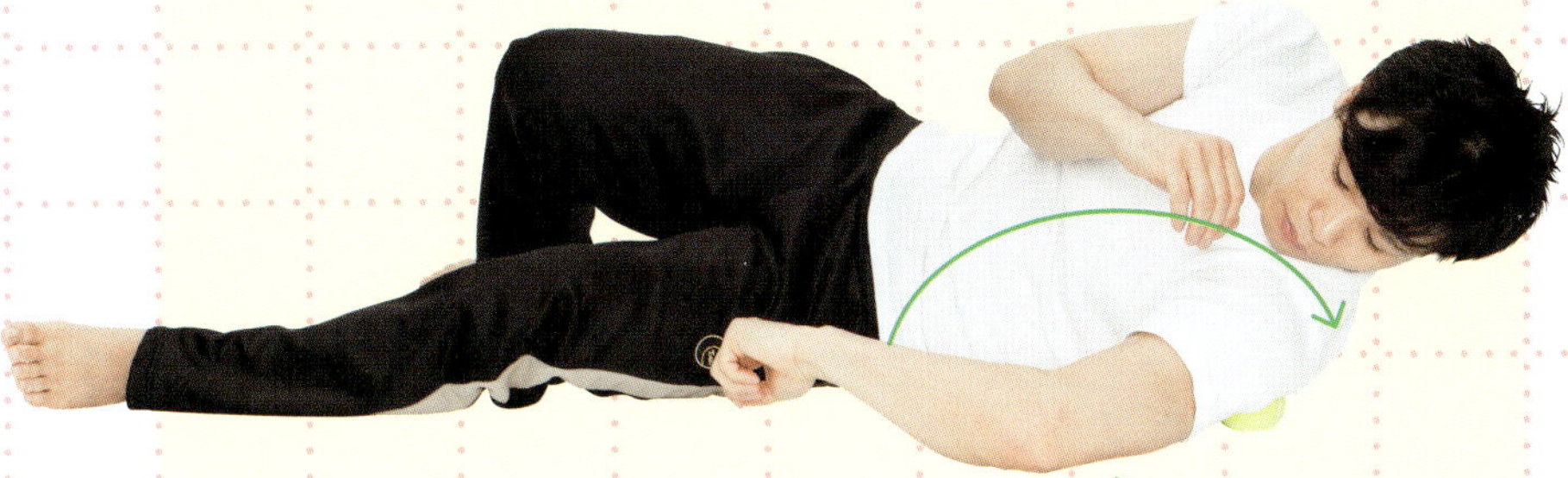

気持ちのいいところを探しながら動かして。

1 床に横向きになり、ボールを下側の肩の付け根、肩甲骨の下に置く。肘を軽く曲げて床につける。

2 ボールを置いた側の肘を軸にして上腕を下から上に移動。この上下運動を数回繰り返す。

痛い人は柔らかいボールで。

2

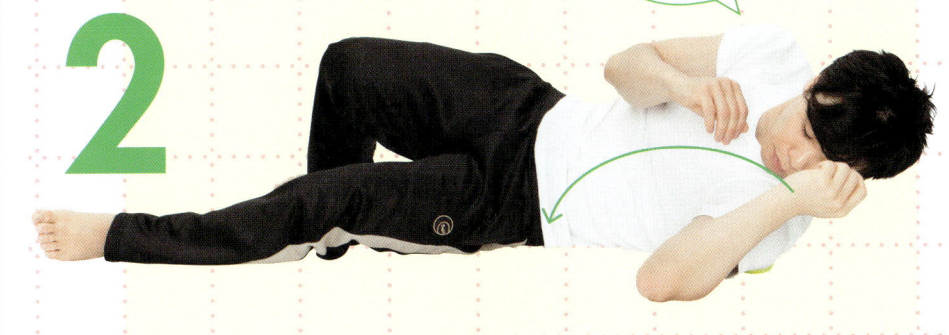

胸

背中側を刺激した後は、反対側の胸。対になる部分をしっかりほぐす。

1 タオルを床に敷き、その上に胸と顎を乗せるようにしてうつ伏せになる。ボールを胸の下に置く。
2 肩と腕を床の上に下ろし、リラックスして上体の重みをボールの上に乗せる。

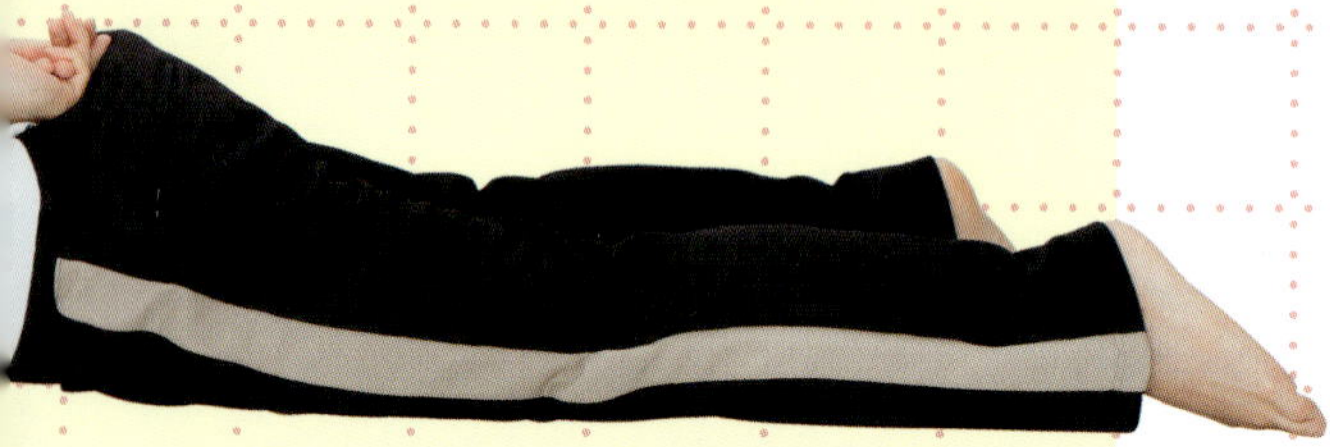

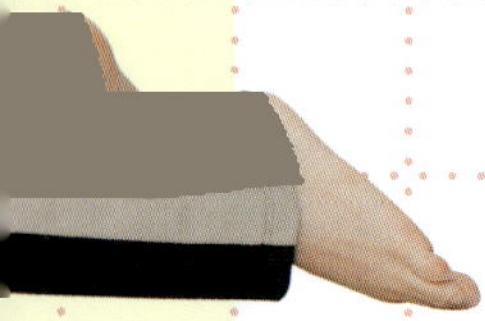

リラックスして
全身脱力すれば
胸がほぐれます。

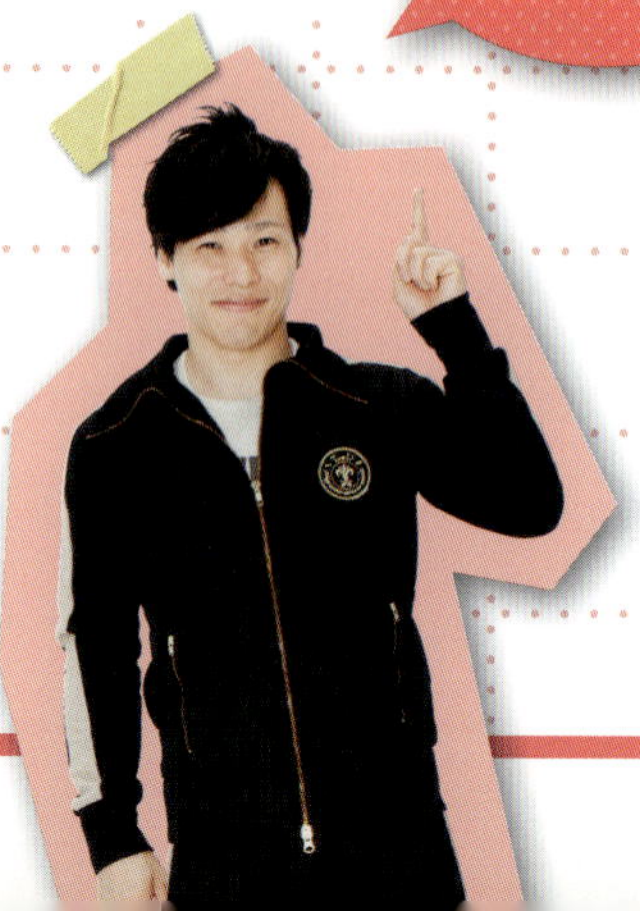

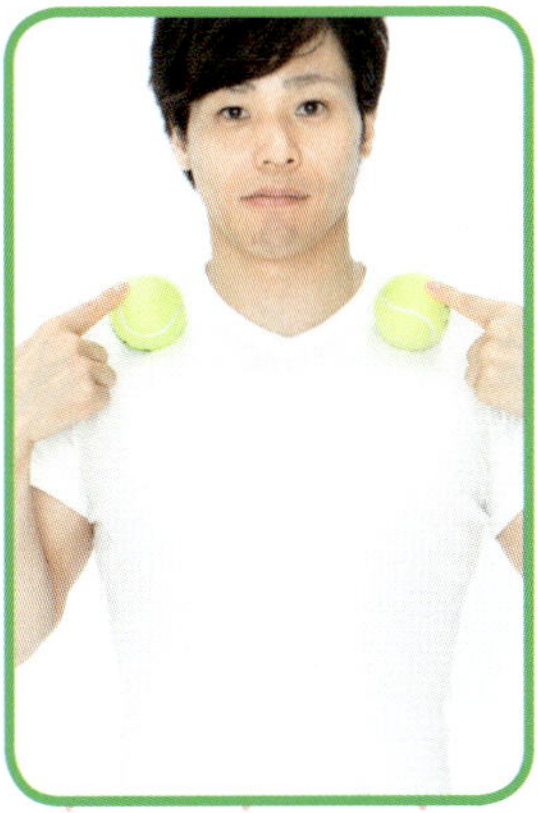

ボールの位置はココ!

1

鎖骨のすぐ下にある凹んだ部分にボールを当てる。2つのボールを使い、左右同時に刺激を入れていく。

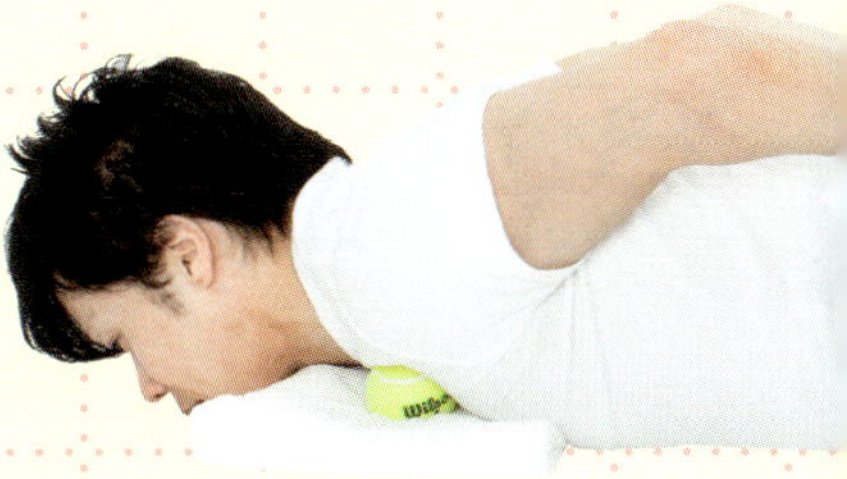

2

だら～ん～～

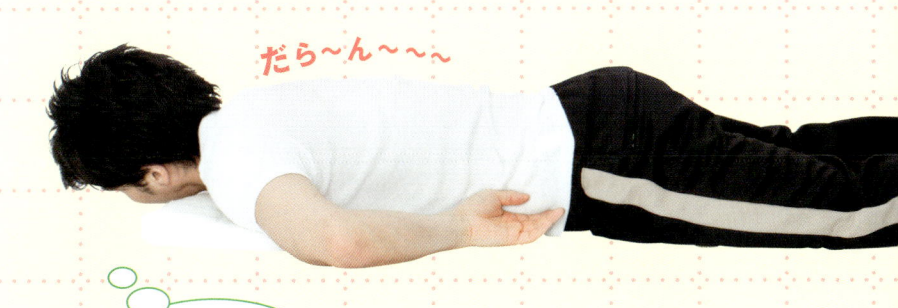

背中が開くイメージで。

腕

二の腕の裏側の凝りを解消して肩甲骨の可動域を確保する。

1

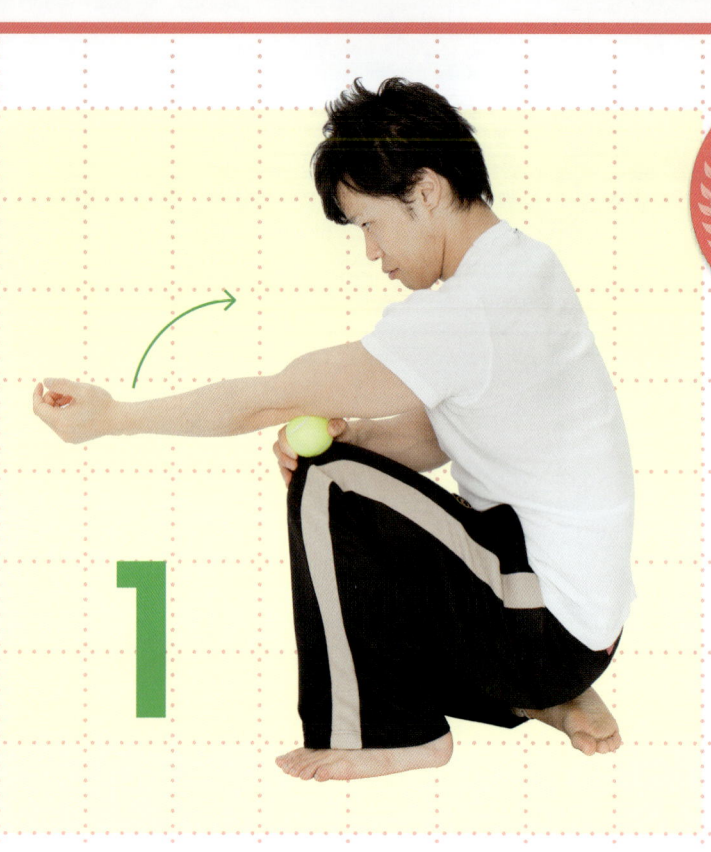

1 立て膝になって座る。立てた膝の上にボールを固定し、同じ側の腕をその上に乗せる。てのひらが上を向くように。

2 そのままボールを軸にして肘を曲げ伸ばし。

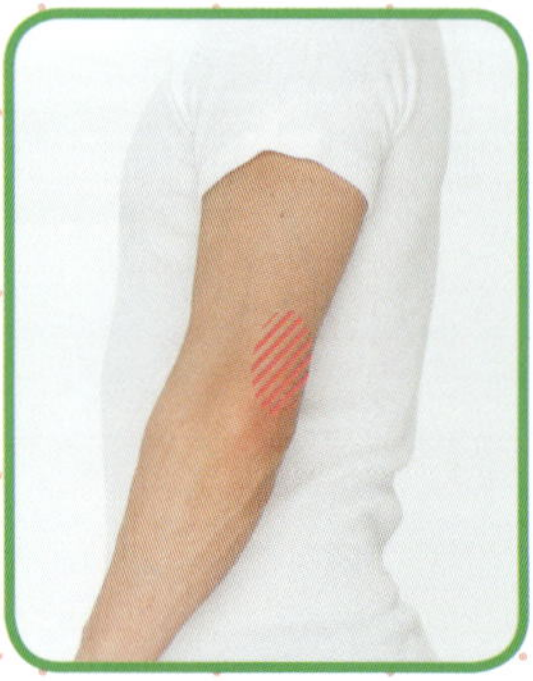

ボールの位置はココ!

肘の外側、肘関節のやや上を狙う。ボールの上で肘を伸ばしたり曲げたりすることで、二の腕の裏側の筋肉をほぐすことができる。

Energy Line Massage

Variation

今度は肘の下を刺激。床に横向きになり、写真の部分にボールを置いて、腕を動かす。枕を使ってもよい。

Point!

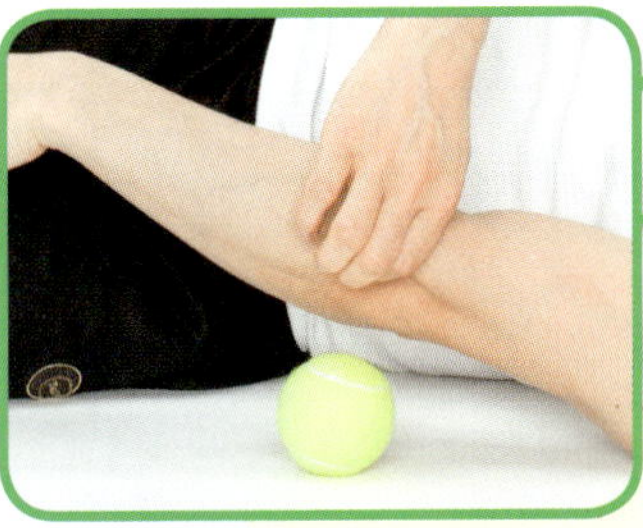

ボールを当てる部分は、肘の外側のやや下、親指と他の４本指でぎゅっとつまめる部分。首の張りなどに関係する「手の三里」というツボがこのあたりにある。

2

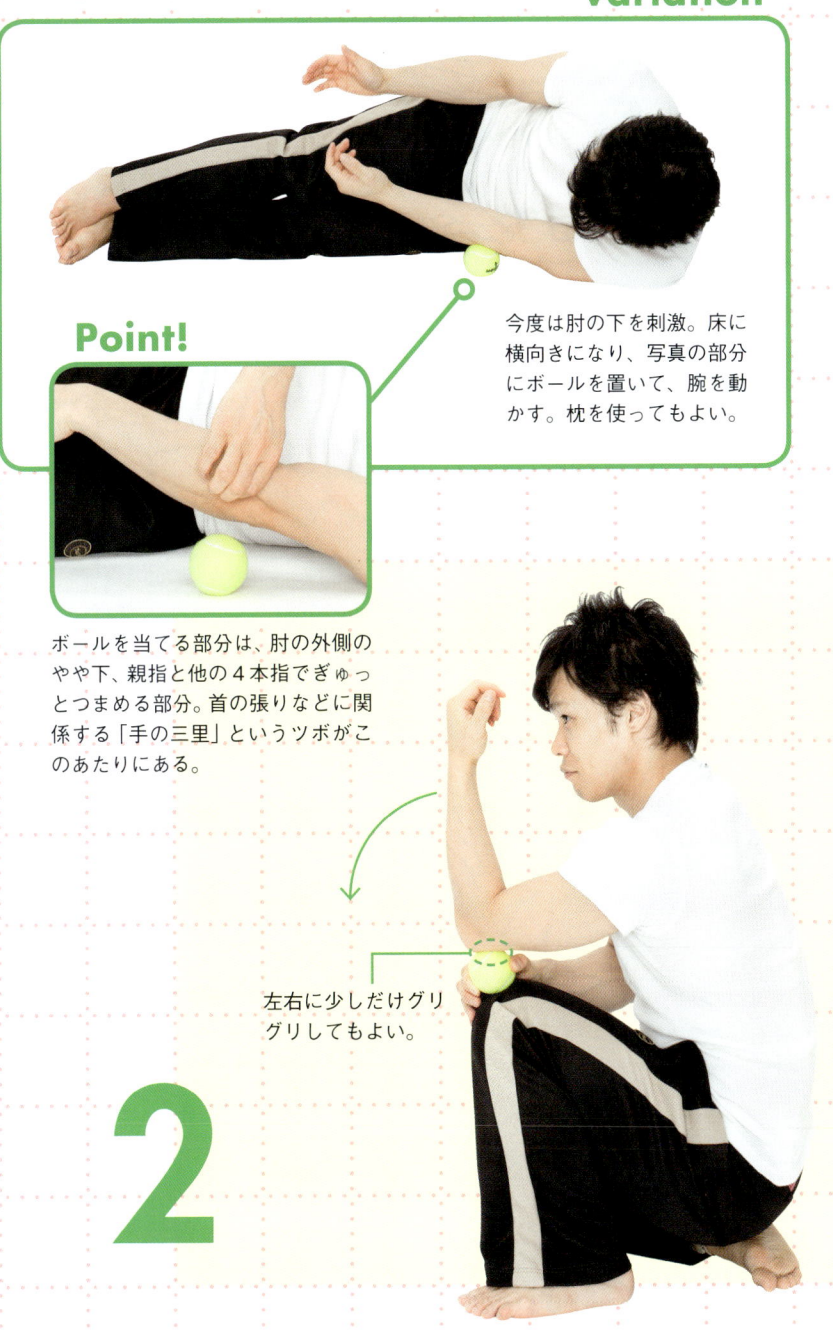

左右に少しだけグリグリしてもよい。

手

末端の硬くなった部分をほぐせば、カラダ全体がリラックスする。

ボールの位置はココ!

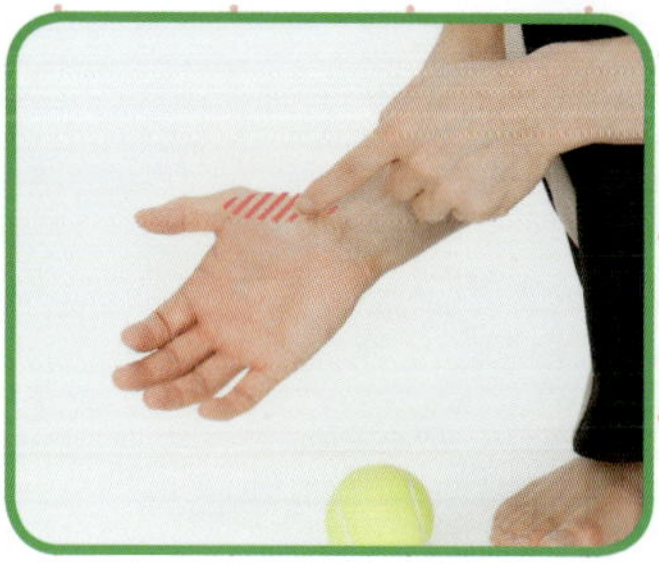

てのひらの付け根にある骨に沿った部分を刺激する。手首とてのひらの付着部は、硬くなりがちな末端の部位のひとつ。

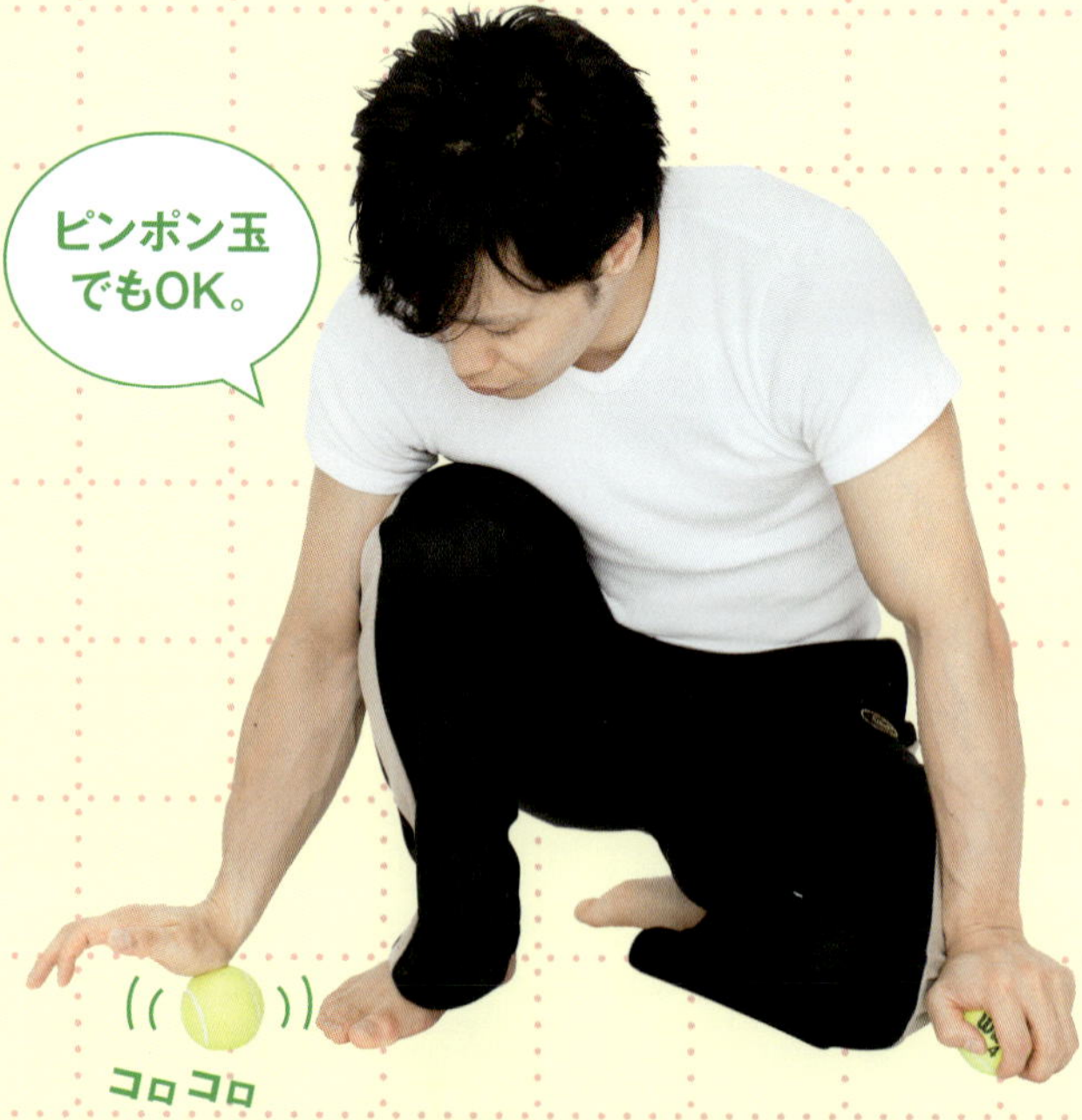

床にボールを置き、片方のてのひらの付け根でボールをころころと転がす。反対側の手にボールをもって、左右交互に転がそう。

こめかみ

マッサージの締めに行うと効果的。こめかみ刺激で頭と首をすっきりと。

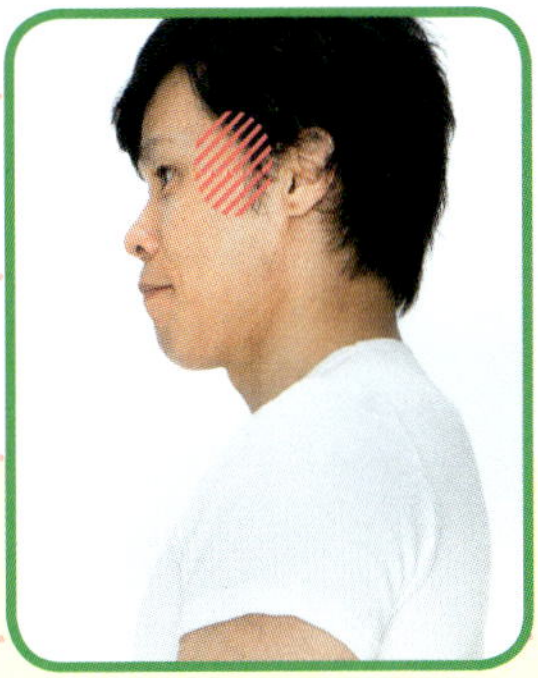

ボールの位置はココ!

目尻の後ろ、目と耳の中間にあたる部分。顎を動かしたとき、連動して動く部分がターゲット。ボールの刺激で頭がすっきり。

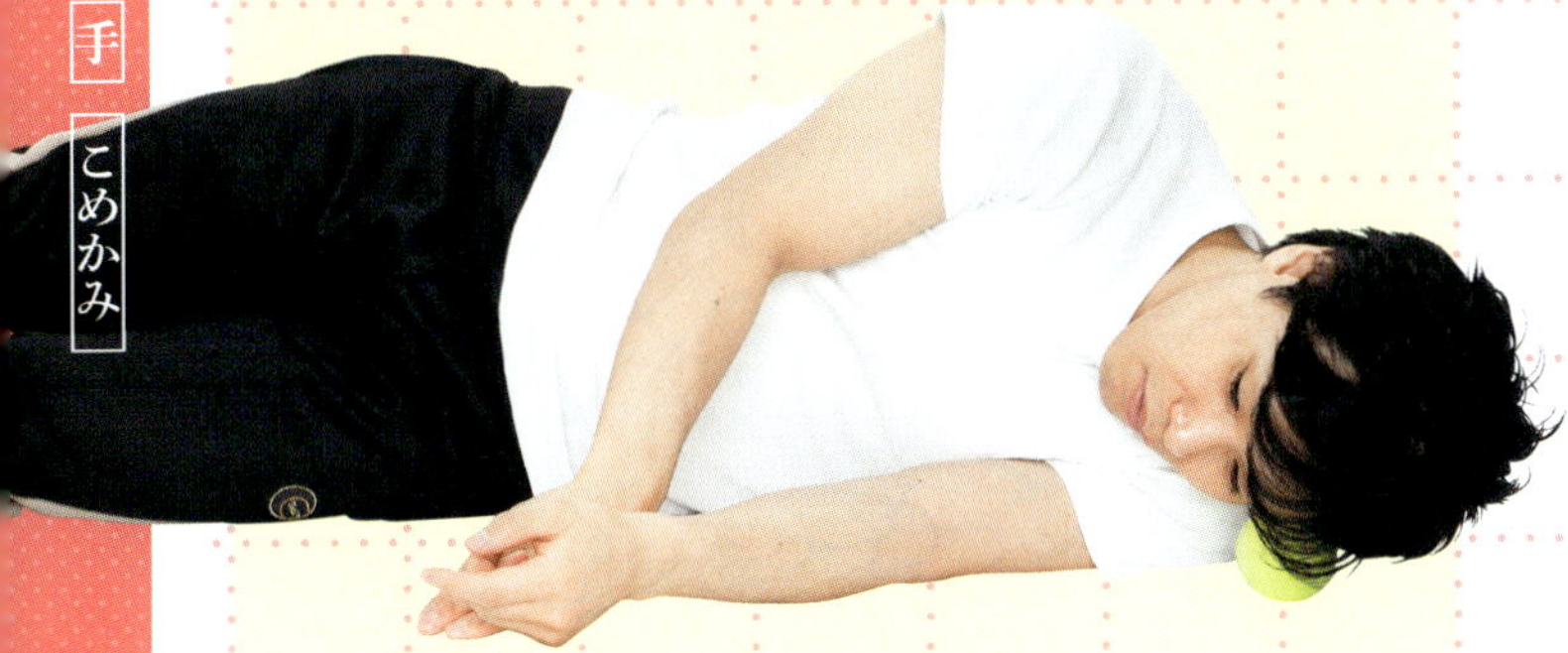

床に横向きになり、こめかみをボールに乗せる。首に力を入れずにリラックス。上になったお尻の横の筋肉に力を入れて、上体をキープ。

時間のあるとき
リラックスして
行ってください。

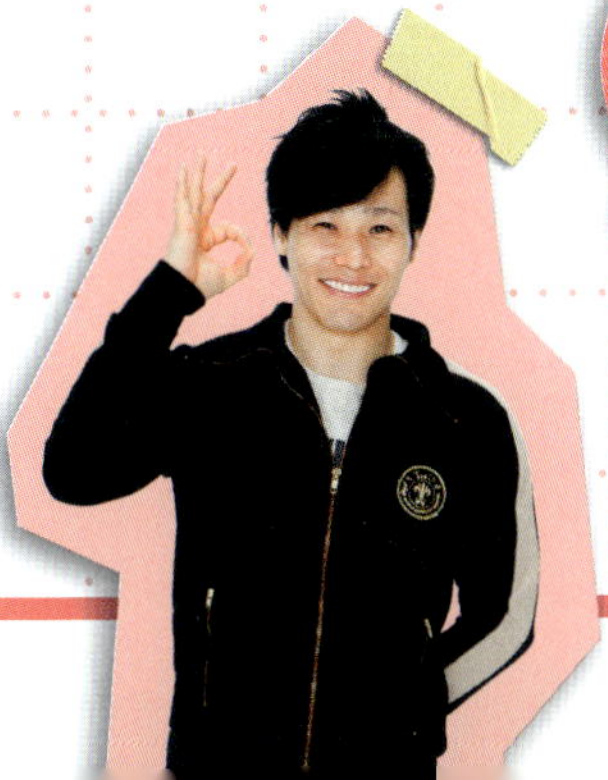

Column

エネルギーライン・マッサージは週1回を目安に。

小分けにしてもOK！

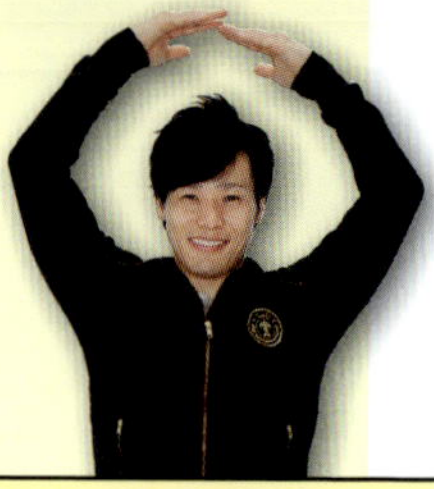

小分けにする場合の例

	月	火	水	木	金	土	日
週3日の場合	足からすね P40-45	休	休	膝からお尻の横 P46-53	休	骨盤の関節からお腹の深部 P54-57	休
週4日の場合	足からすね P40-45	休	膝から太もも裏 P46-51	休	お尻の横からお腹の深部 P52-57	休	上半身 P58-65

「エネルギーライン・マッサージは、腰が張ってきたなと思ったときに行ってください。といっても毎日行うと刺激の入れ過ぎ。逆に筋肉が炎症を起こしてしまいます。全ての部位を行う場合、頻度は1週間に1回程度にしましょう。時間がないときは、部位ごとに何日かに分けて行っても構いません」（清水さん）

たとえば、上のように週3回、週4回というふうに部位を分けて刺激していくパターンもあり。ただし、刺激していく順番はあくまで下から上に向かって。この基本は同じ。上半身のマッサージは休みの日にときどき組み込む程度でもOK。

腰回りの**筋肉の緊張**を
ほぐすデイリーケア

緊張緩和ストレッチ

腰回り、または骨盤を支えている筋肉の緊張。
これもまた、腰痛が悪化する原因です。
オリジナルストレッチで筋肉の緊張を解けば、
「エネルギーライン・マッサージ」の効果も
よりアップするはず。毎日行ってOKです。

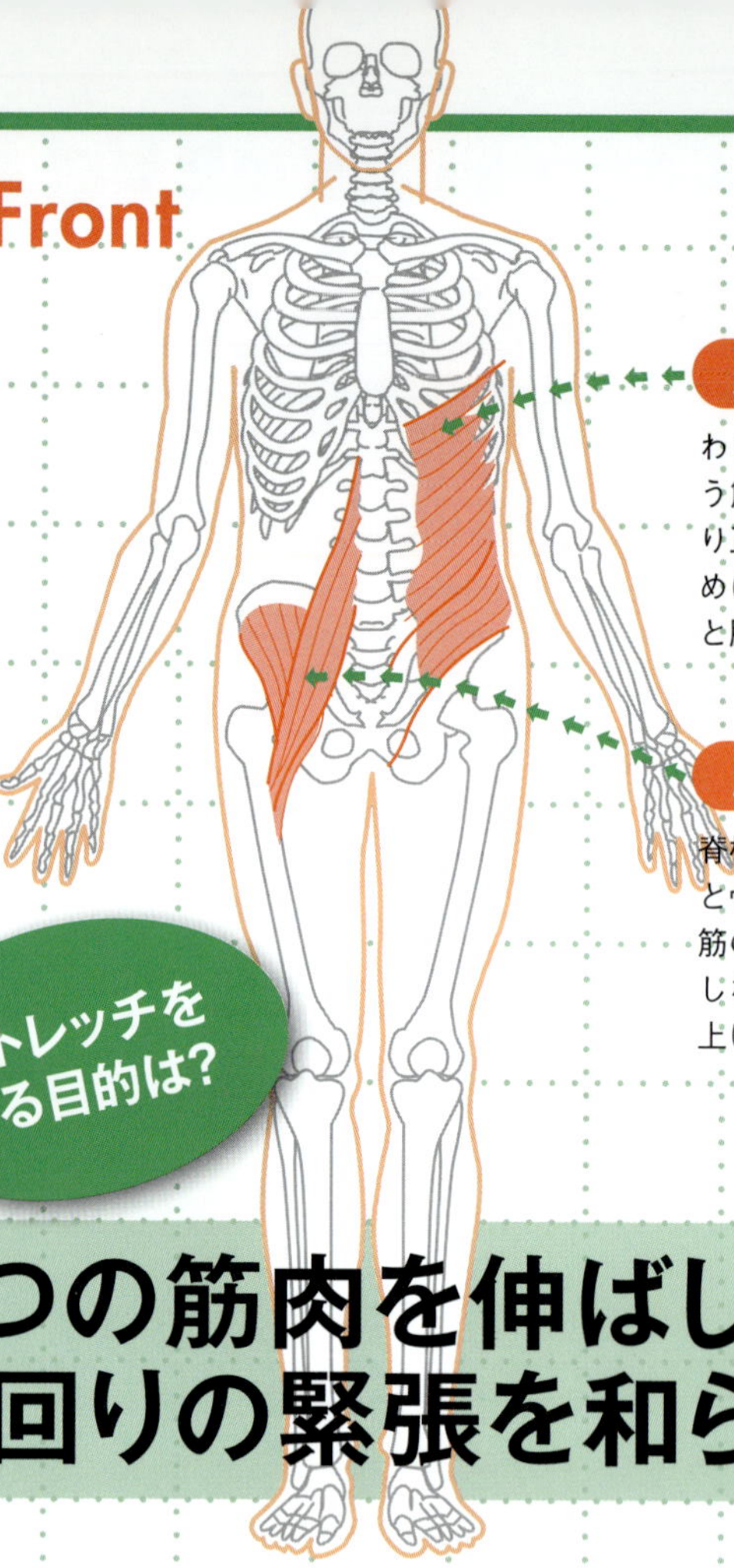

腹斜筋《ふくしゃきん》

わき腹をたすき掛け状に覆う筋肉。お腹を引き締めたり正しい姿勢を維持するために働く。うまく働かないと腰への負担が増す。

腸腰筋《ちょうようきん》

脊椎と大腿骨を結ぶ大腰筋と骨盤と大腿骨を結ぶ腸骨筋の総称。骨盤をサポートしながらしっかり太ももを上げる動作のときに働く。

ストレッチをする目的は?

6つの筋肉を伸ばして腰回りの緊張を和らげる。

およそ週に1度のエネルギーライン・マッサージで神経の通り道をほぐす。これだけでも腰痛の症状の緩和につながるけれど、さらに神経の通り道の周辺、骨盤や腰回りを支える筋肉の緊張をストレッチでほぐせば、コンディショニングは完璧。このストレッチは毎日やってOK。

「筋肉が骨についている部分（付着部）をほぐすと、張っている腱も固まった筋肉も柔らかくなり、関節がよく動くようになります。このとき、どこの筋肉を伸ばすのかを知っておくと、なお効果的」（清水さん）

腰痛との関係が深い筋肉は、体幹部の腹斜筋、腸腰筋、下半身の殿筋群、ハムストリングス、そして腓腹

Back

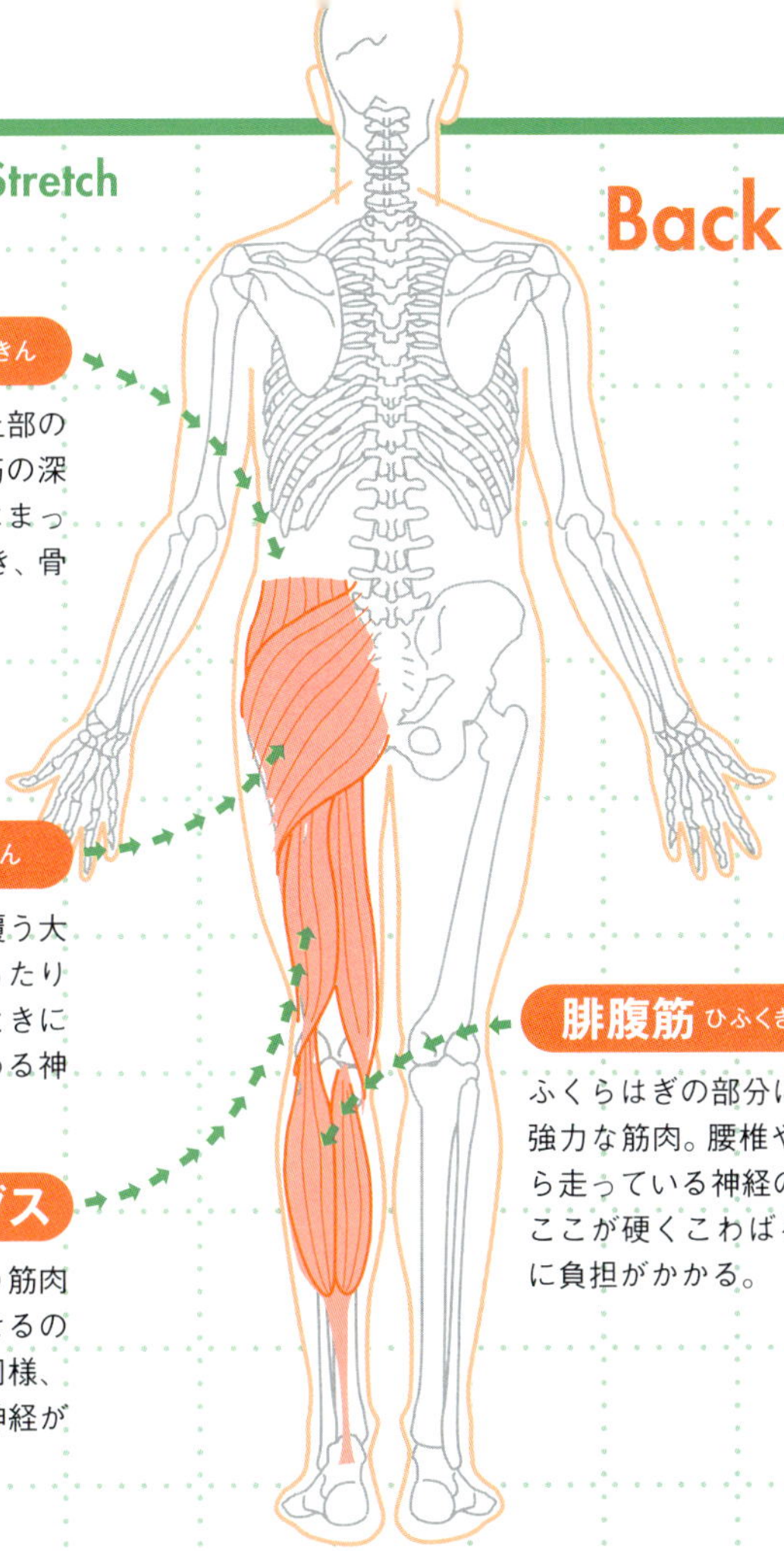

中殿筋《ちゅうでんきん》

外側に出ているのは上部の一部。その下は大殿筋の深層にある。主な役割はまっすぐ立った姿勢のとき、骨盤を安定させること。

大殿筋《だいでんきん》

お尻の後ろ側を広く覆う大きな筋肉。階段を昇ったり椅子から立ち上がるときに強く働く。腰痛に関わる神経の通り道でもある。

ハムストリングス

太ももの後ろ側を覆う筋肉群。股関節を安定させるのが主な働き。大殿筋同様、腰痛に関わる大事な神経が走っている部位。

腓腹筋《ひふくきん》

ふくらはぎの部分に当たる強力な筋肉。腰椎や仙骨から走っている神経の通り道。ここが硬くこわばると、腰に負担がかかる。

筋。それぞれの筋肉の在り処を意識して、始まりと終わりの部分をできるだけ伸ばすようにする。

1種目にかける時間は、5秒でもいいし、気持ちがよければ1分間でもいい。ただし、キツく伸ばしすぎると筋肉の線維に負担がかかるので、イタ気持ちいいレベルで行うこと。

「でも実は僕も、さあやるぞ！　というストレッチはあまり好きじゃないんです。だから、できるだけ日常生活の中で、家具などを使って行うストレッチを取り入れています。やっているうちに自然に姿勢がよくなって筋肉がほぐれているというのがベターですね」（清水さん）

では、始めましょう！

腸《ちょう》腰《よう》筋《きん》

股関節を前後に大きく開いて骨盤回りの腸腰筋を伸ばす。

椅子の横で片膝立ちになる。立てた膝に手を置き、反対側の脚の膝はできるだけ後ろに引き、床に置いたタオルの上に。同じ側の肘から下を椅子の座面につけ、重心は前脚に。

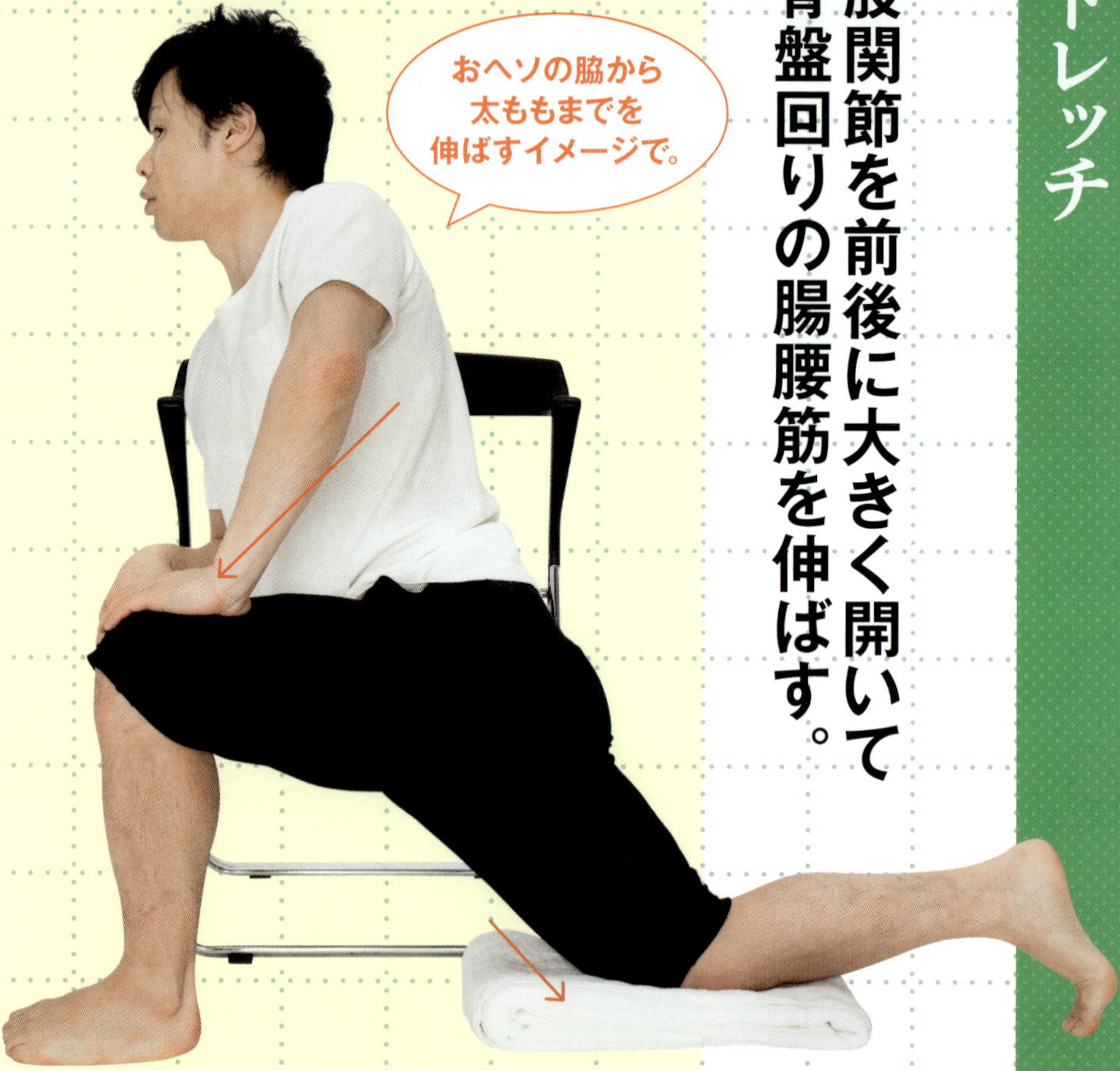
おヘソの脇から
太ももまでを
伸ばすイメージで。

Kincyou Kanwa Stretch

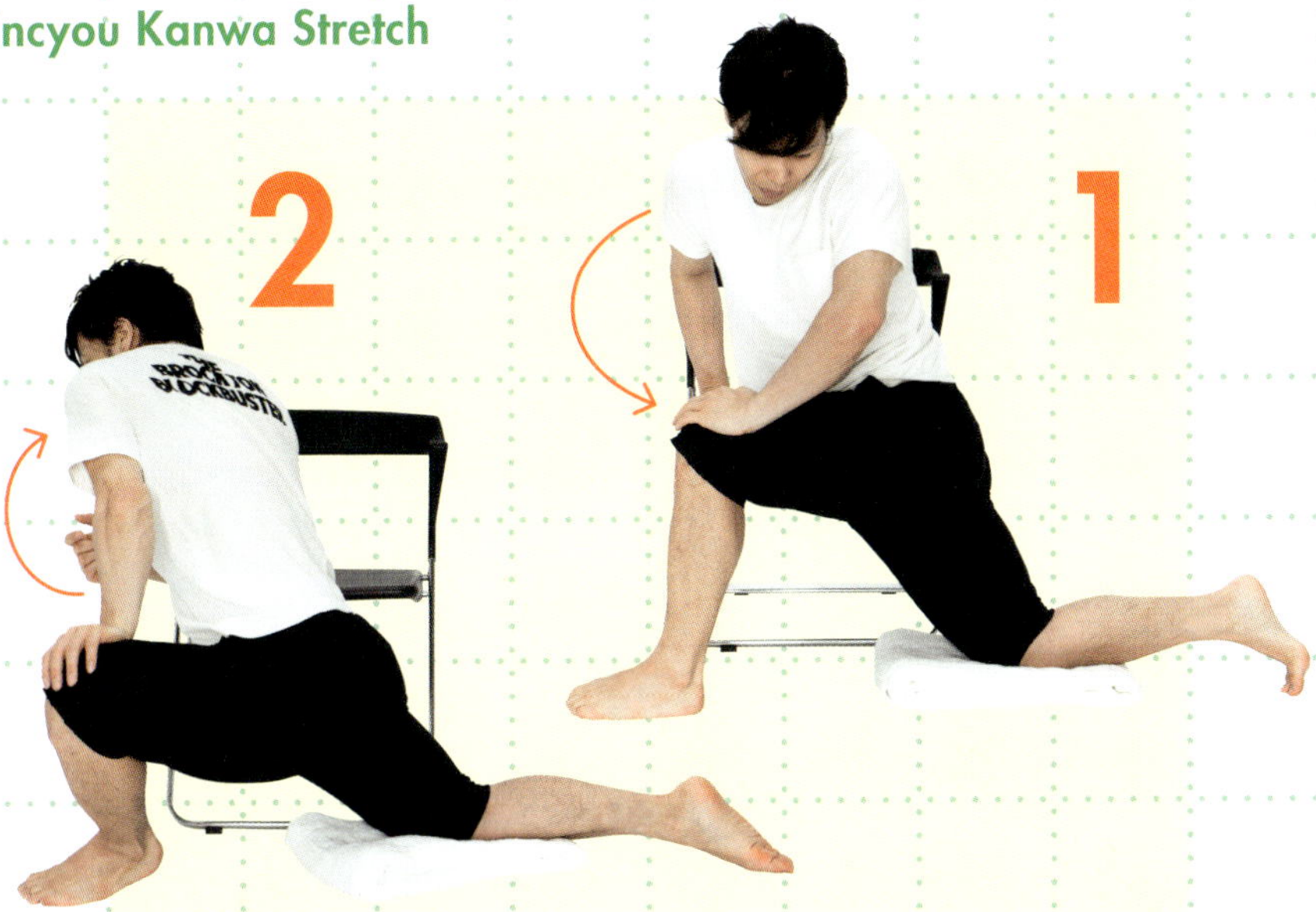

1 上体を椅子と反対側に捻ってみると伸びる部位が変わるのが分かる。
2 次は椅子の側にカラダを捻り、後ろ脚の付け根を椅子に押しつける。

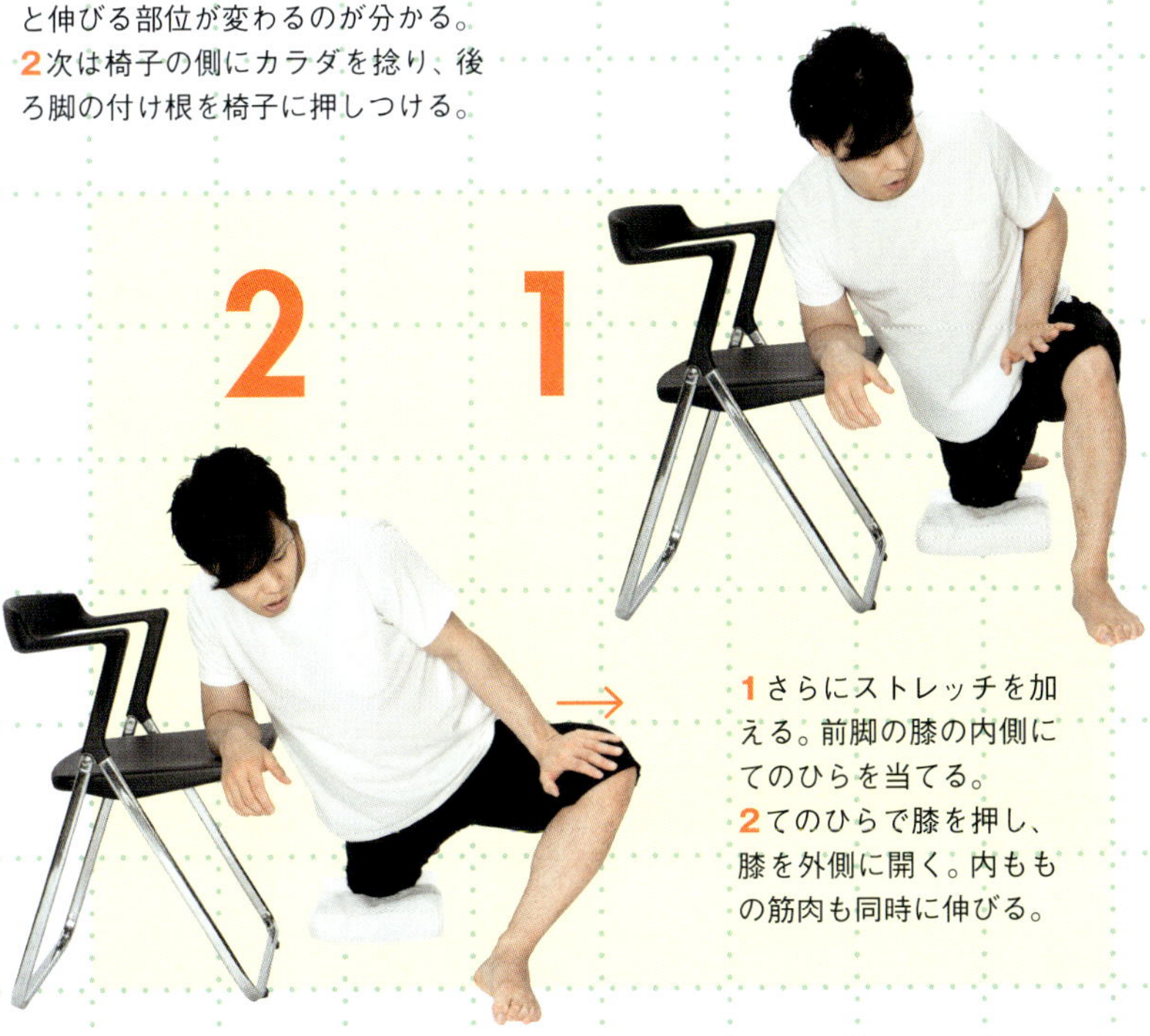

1 さらにストレッチを加える。前脚の膝の内側にてのひらを当てる。
2 てのひらで膝を押し、膝を外側に開く。内ももの筋肉も同時に伸びる。

腹《ふく》斜《しゃ》筋《きん》

体幹部と腰を安定させる腹斜筋を意識しながら気持ちよくストレッチ。

1 脚を伸ばして床に座り、片脚をクロスして反対の膝の外側に。両手はカラダの後ろで床につける。
2 伸ばした脚の股関節のぐりぐりを床につけるようにして、骨盤を正面から斜め45度回転。

1

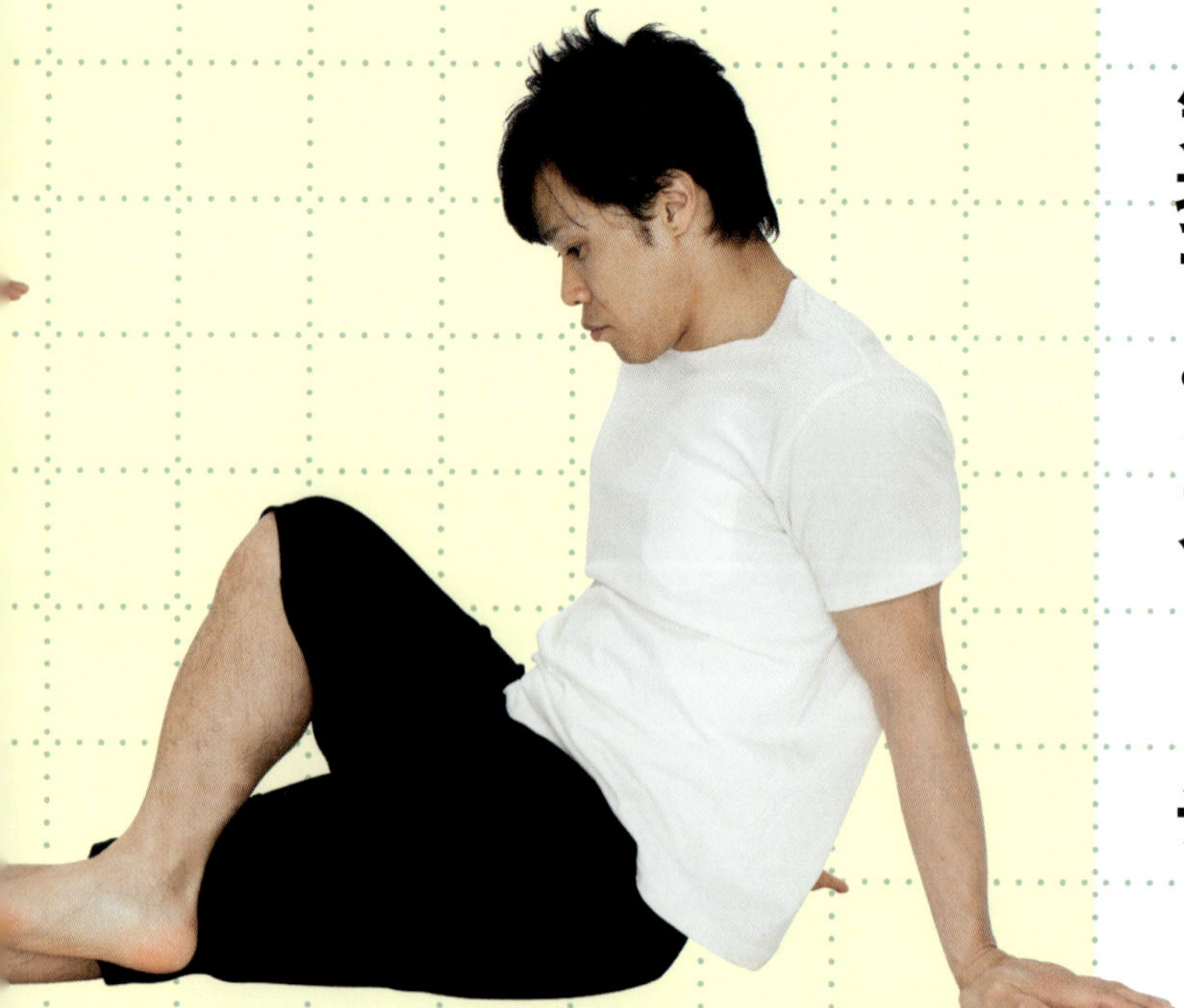

2

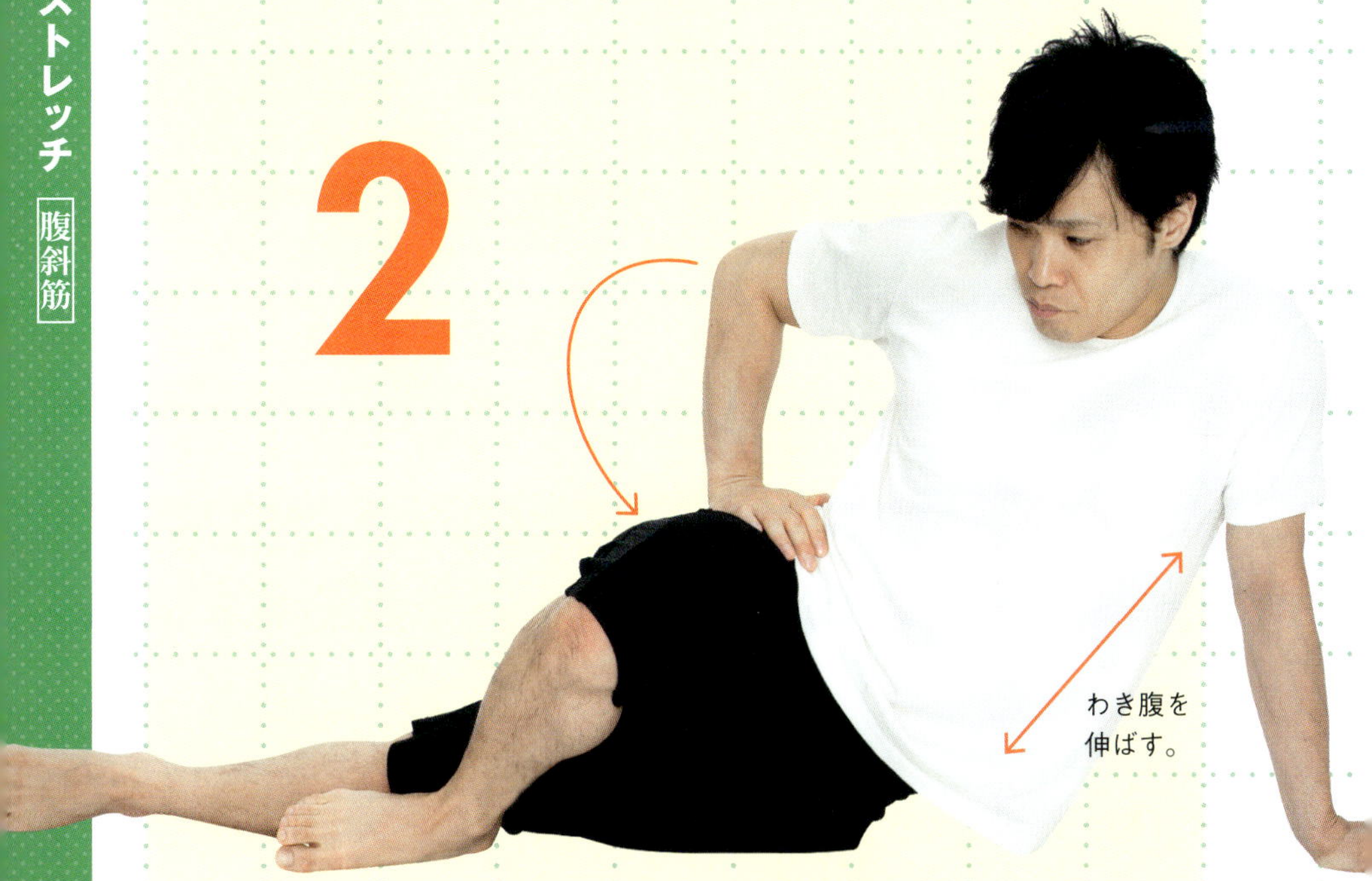

捻った方向の
わき腹の伸びを
感じてください。

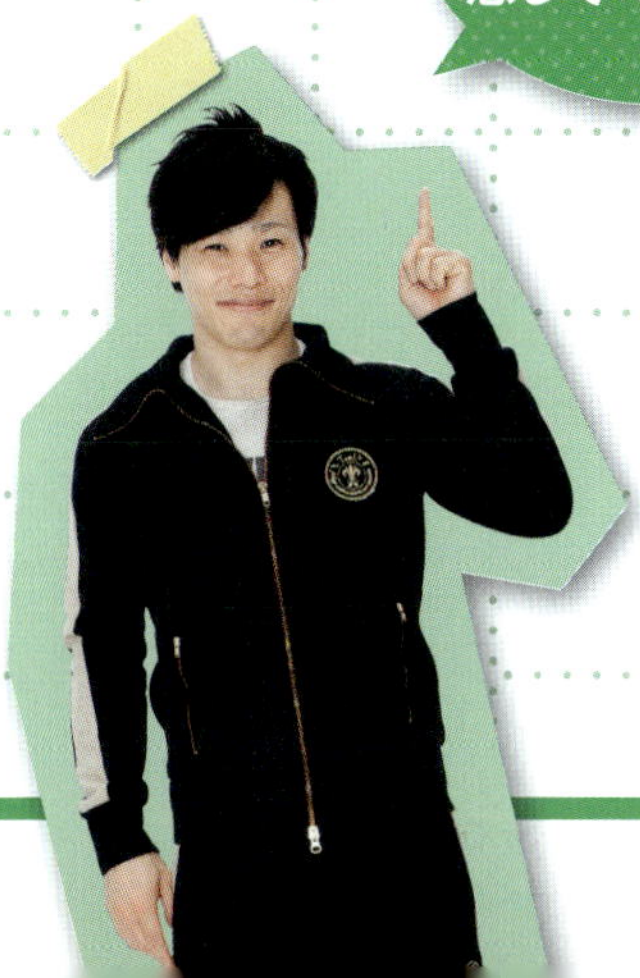

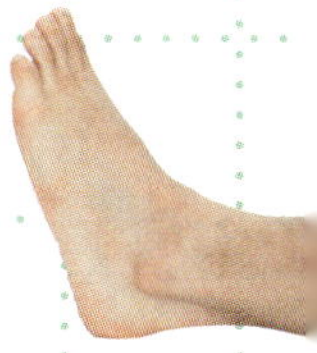

大《だい》殿《でん》筋《きん》

椅子を使ったストレッチで固まった大殿筋の緊張を解く。

1

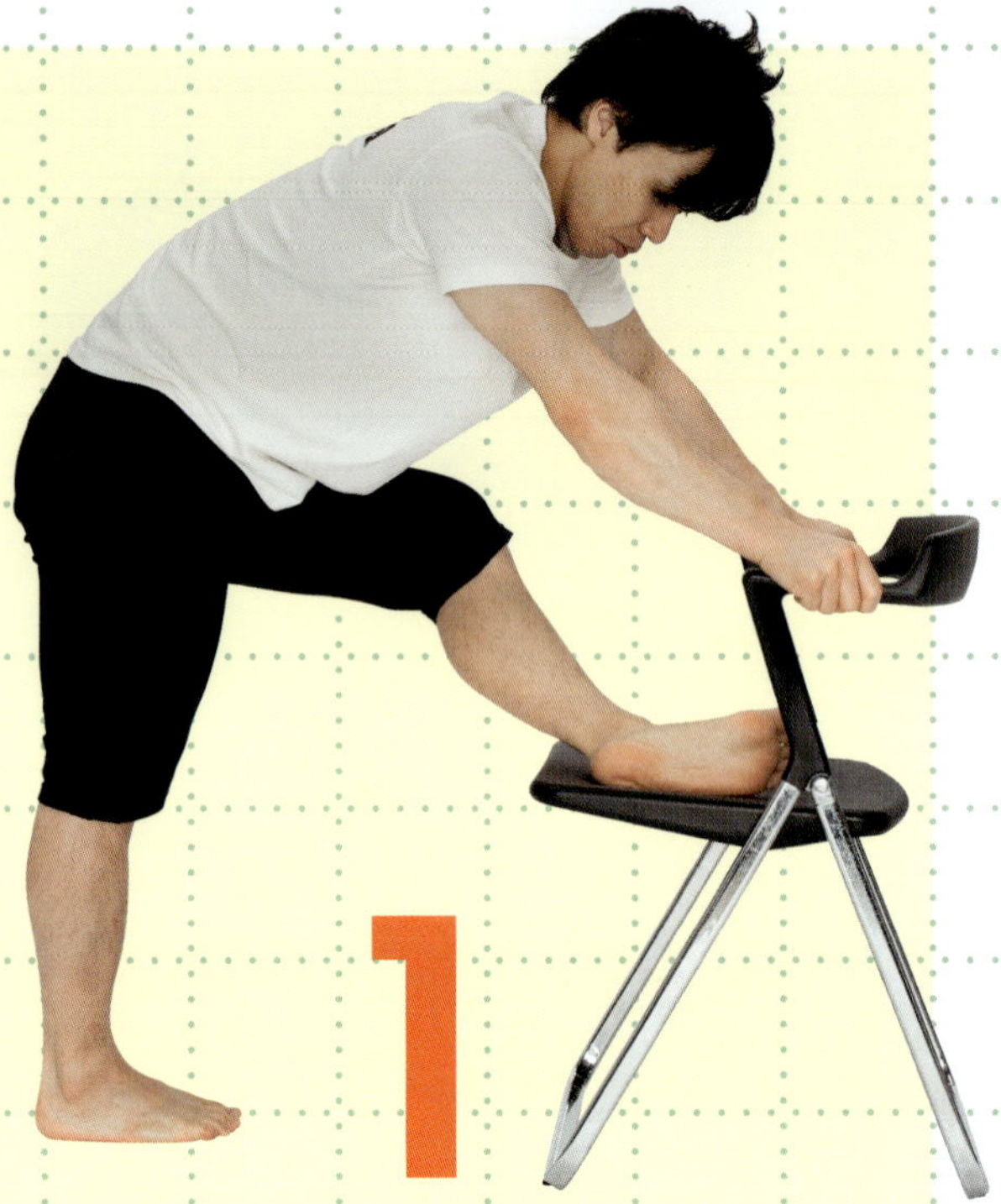

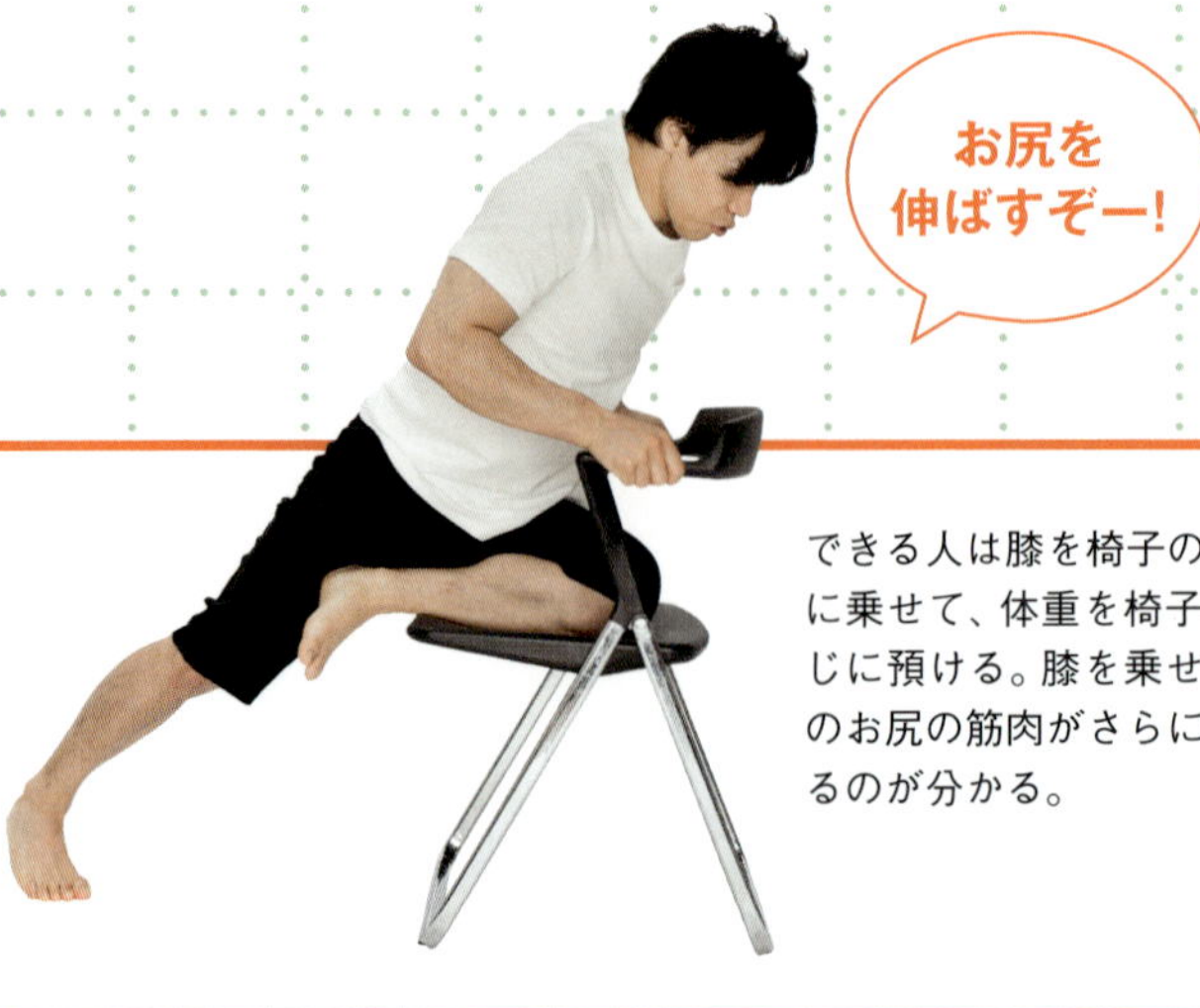

できる人は膝を椅子の座面に乗せて、体重を椅子のひじに預ける。膝を乗せた側のお尻の筋肉がさらに伸びるのが分かる。

Kincyou Kanwa Stretch

1 椅子の前に立ち、椅子のひじを両手で掴む。片足のくるぶしを座面に乗せて膝を開く。
2 そのまま後ろ足のかかとをゆっくり上げ、体重を椅子のひじにかけて膝を深く倒す。

2

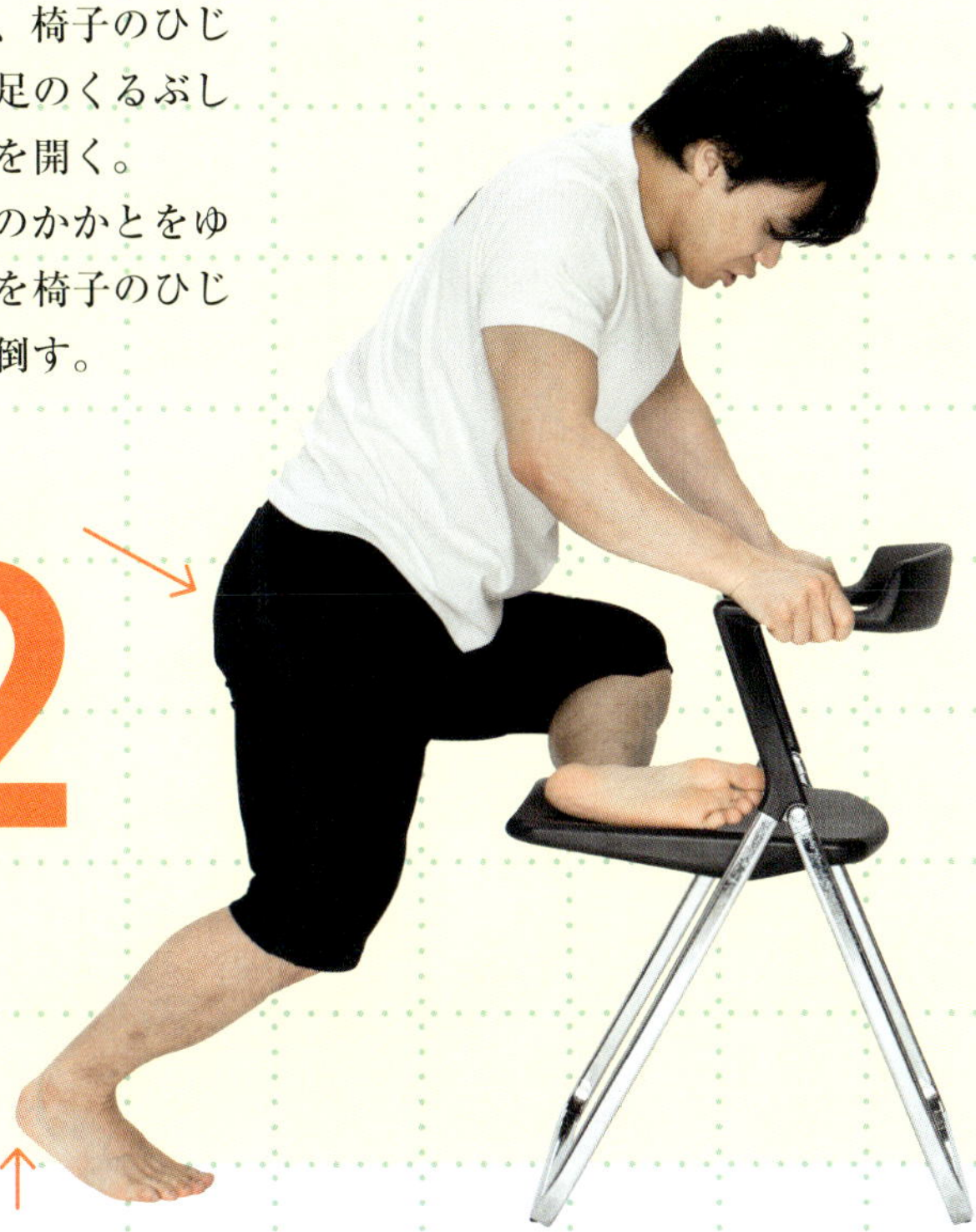

更にできる人は

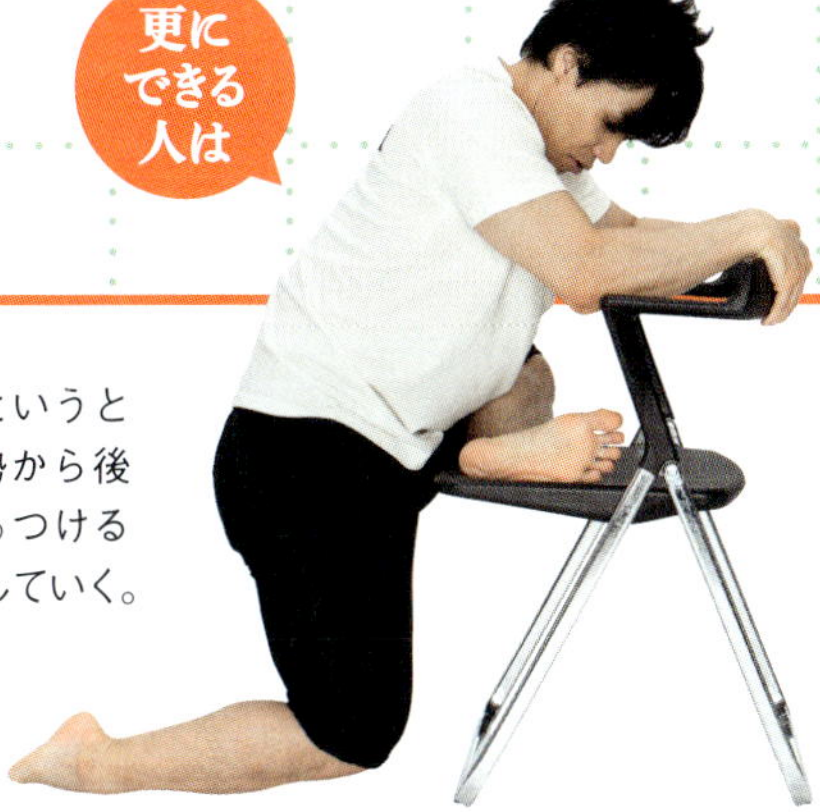

Variation

もっと伸ばしたいというときに。上の２の姿勢から後ろ脚の膝を床にくっつけるようにして腰を落としていく。

中《ちゅう》殿《でん》筋《きん》

壁を使ってお尻の横の筋肉を伸ばす。
重心移動をうまく利用するのがコツ。

1

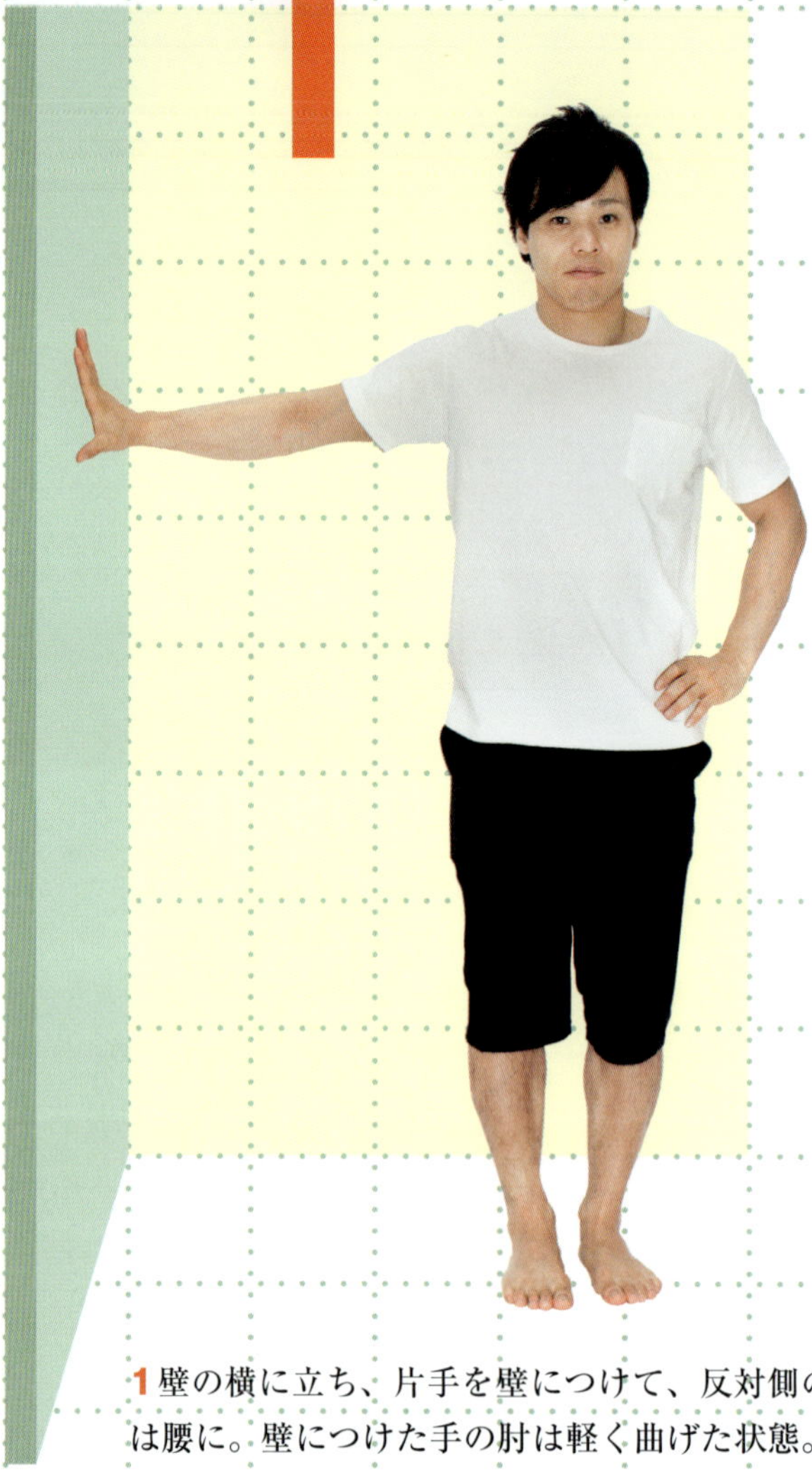

1 壁の横に立ち、片手を壁につけて、反対側の手は腰に。壁につけた手の肘は軽く曲げた状態。

2 壁から遠い方の脚を内側にクロスさせる。

3 そのまま上体を前傾させ、腰骨のぐりぐりを壁に近づける。クロスした足は反対側の足の甲に乗せ、体重は下になった足に乗せる。

緊張緩和ストレッチ

中殿筋

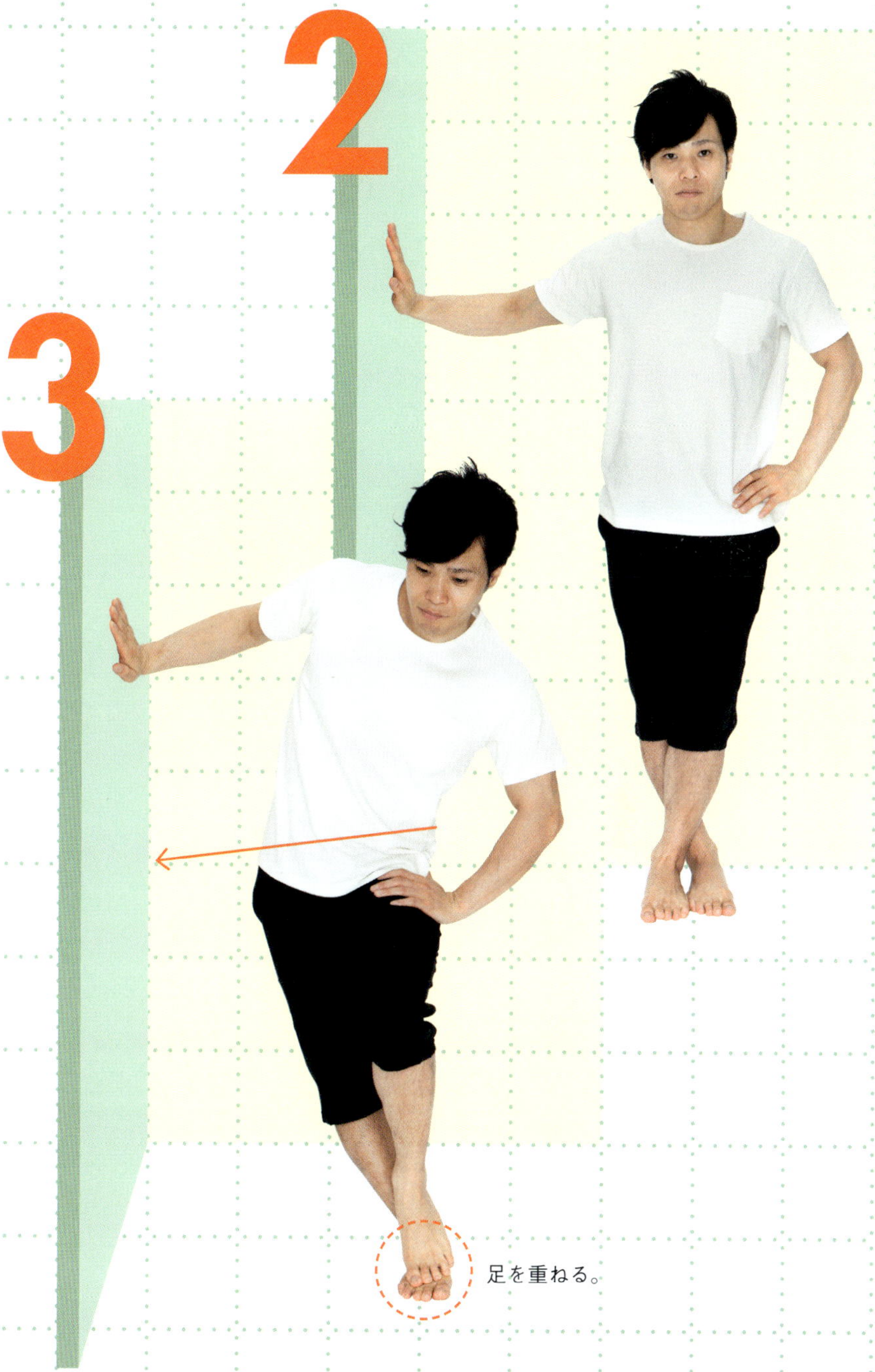

2

3

足を重ねる。

ハムストリングス

ふだん伸ばしづらい太ももの後ろ側。椅子を使って手軽にストレッチ。

1

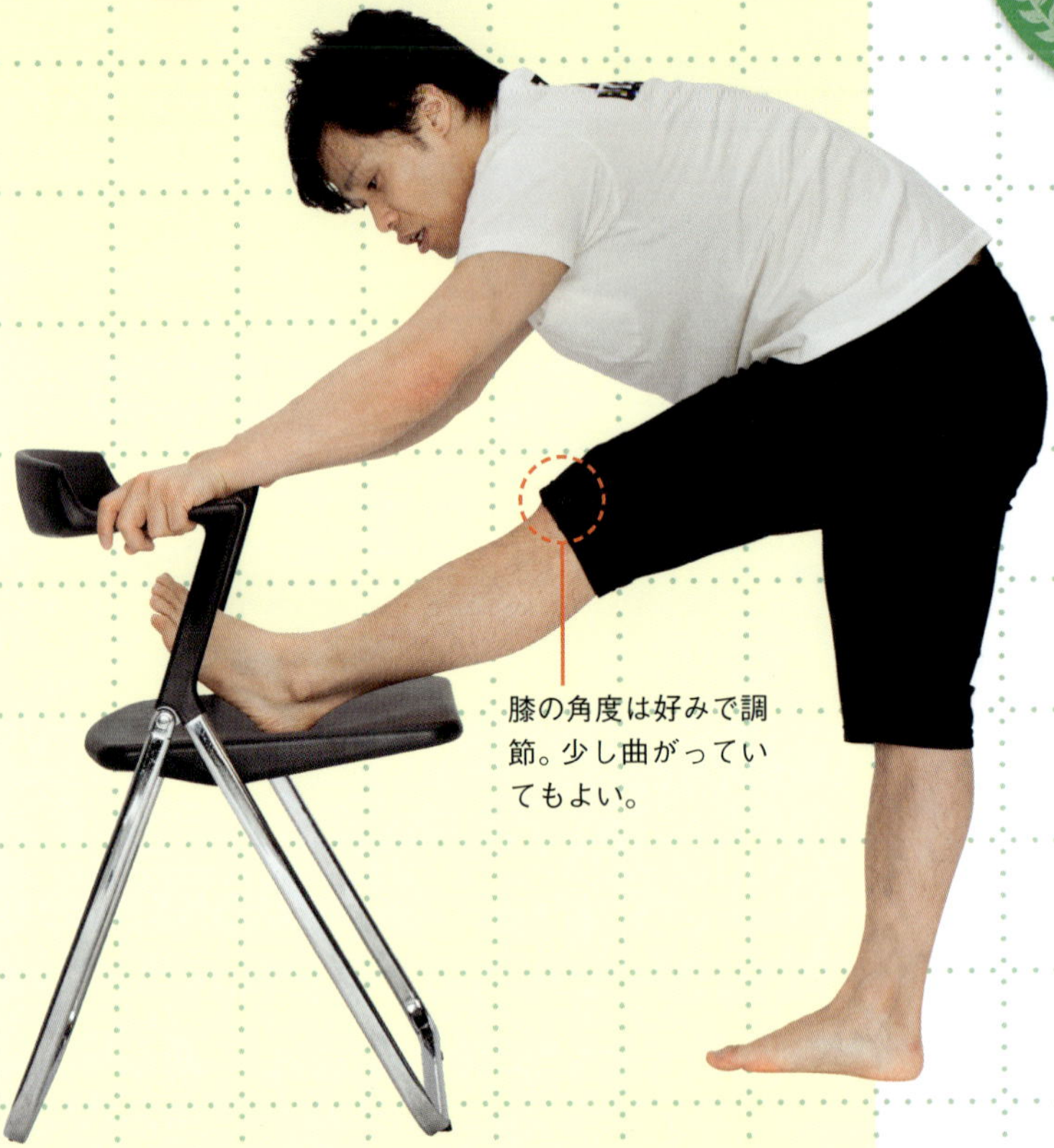
膝の角度は好みで調節。少し曲がっていてもよい。

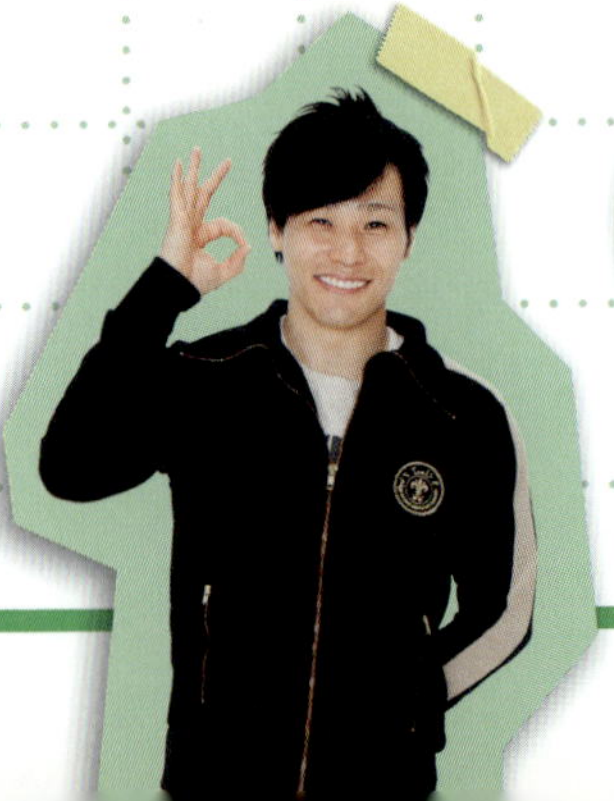

痛くなるまで伸ばさないよう注意しましょう。

1 椅子のひじを両手で掴む。片足のかかとを座面に乗せ、膝を曲げた姿勢からお尻を後ろに引く。
2 片手を添えて膝を外側に倒すと外のハムが、内側に倒すと内側のハムが伸びる。

2

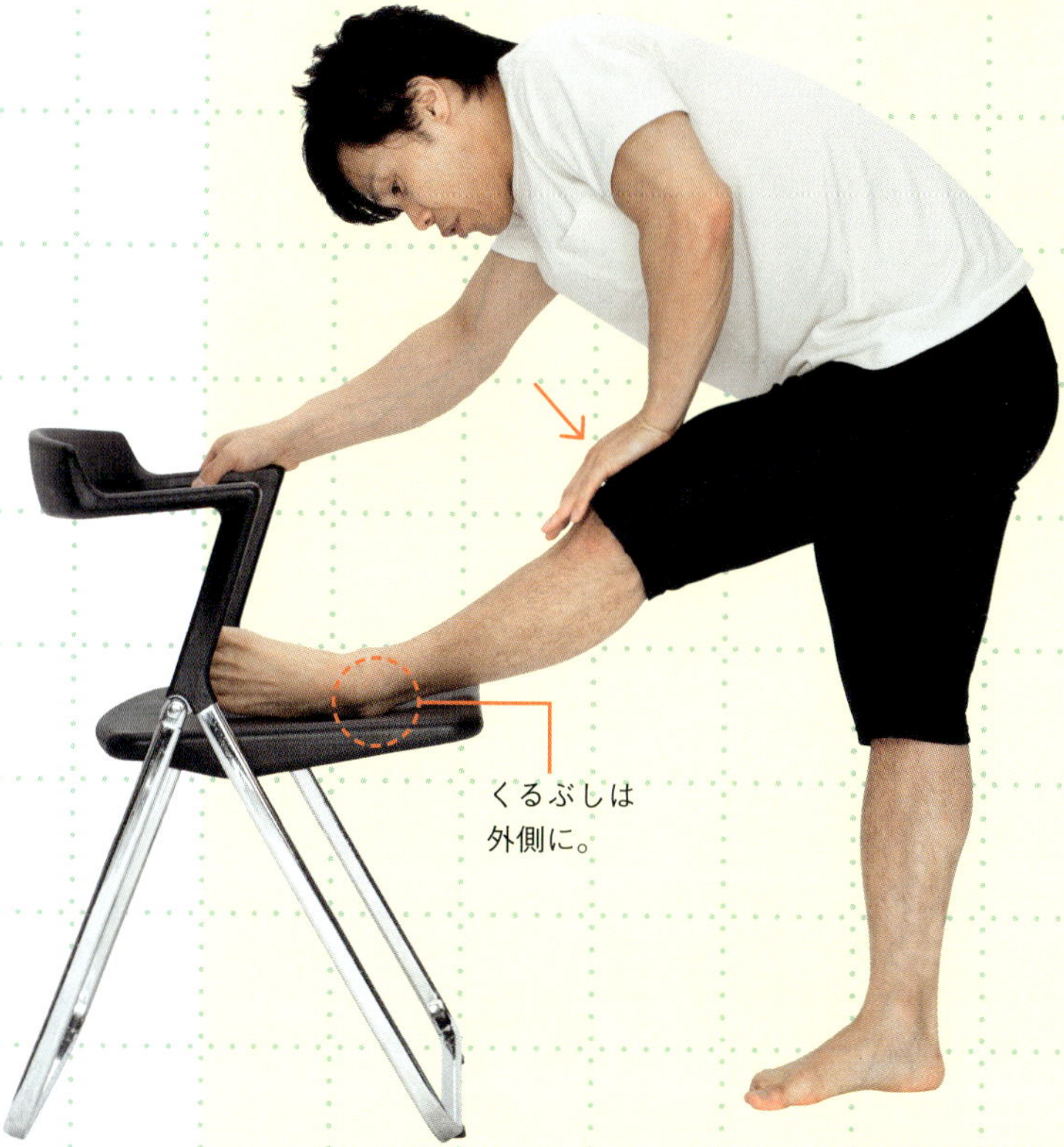

腓《ひ》腹《ふく》筋《きん》

壁を利用してふくらはぎの筋肉、関節に付いている腱を同時に伸ばす。

1 片足の爪先をドアの横などの壁につけ、両手で壁の縁を掴む。
2 壁を抱え込むようにして体重を爪先にかける。ふくらはぎの筋肉の付着部が伸びる。靴を履いて行うとより効果的。

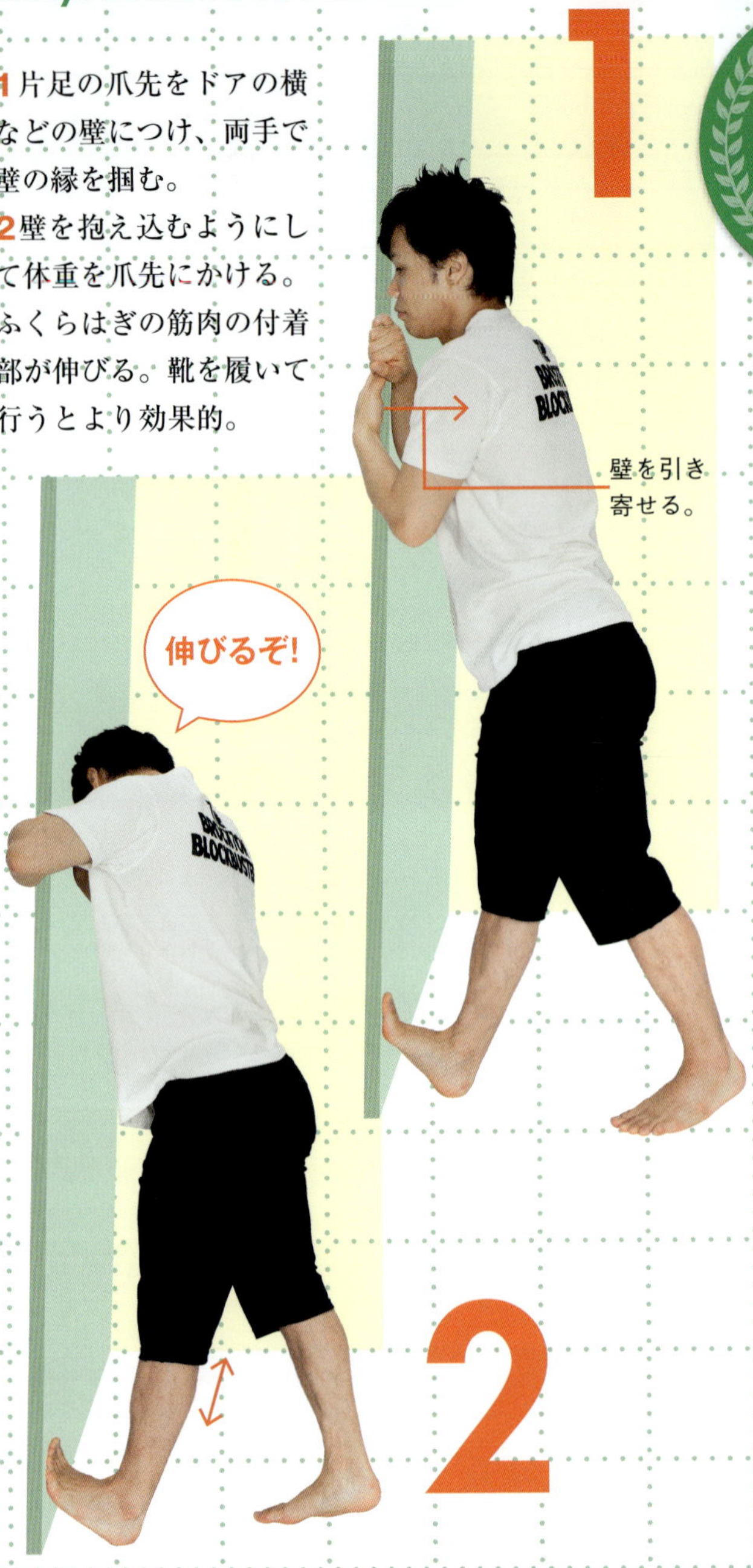

もう腰痛を
繰り返さないための

腹圧アップ・エクササイズ

マッサージとストレッチで凝りや痛みが軽減したら、
次に取りかかりたいのが、このエクササイズ。
目的は腹圧をアップさせてふだんの腰の負担を
できるだけ軽くすること。つらい腰痛を
繰り返さないための予防エクササイズです。

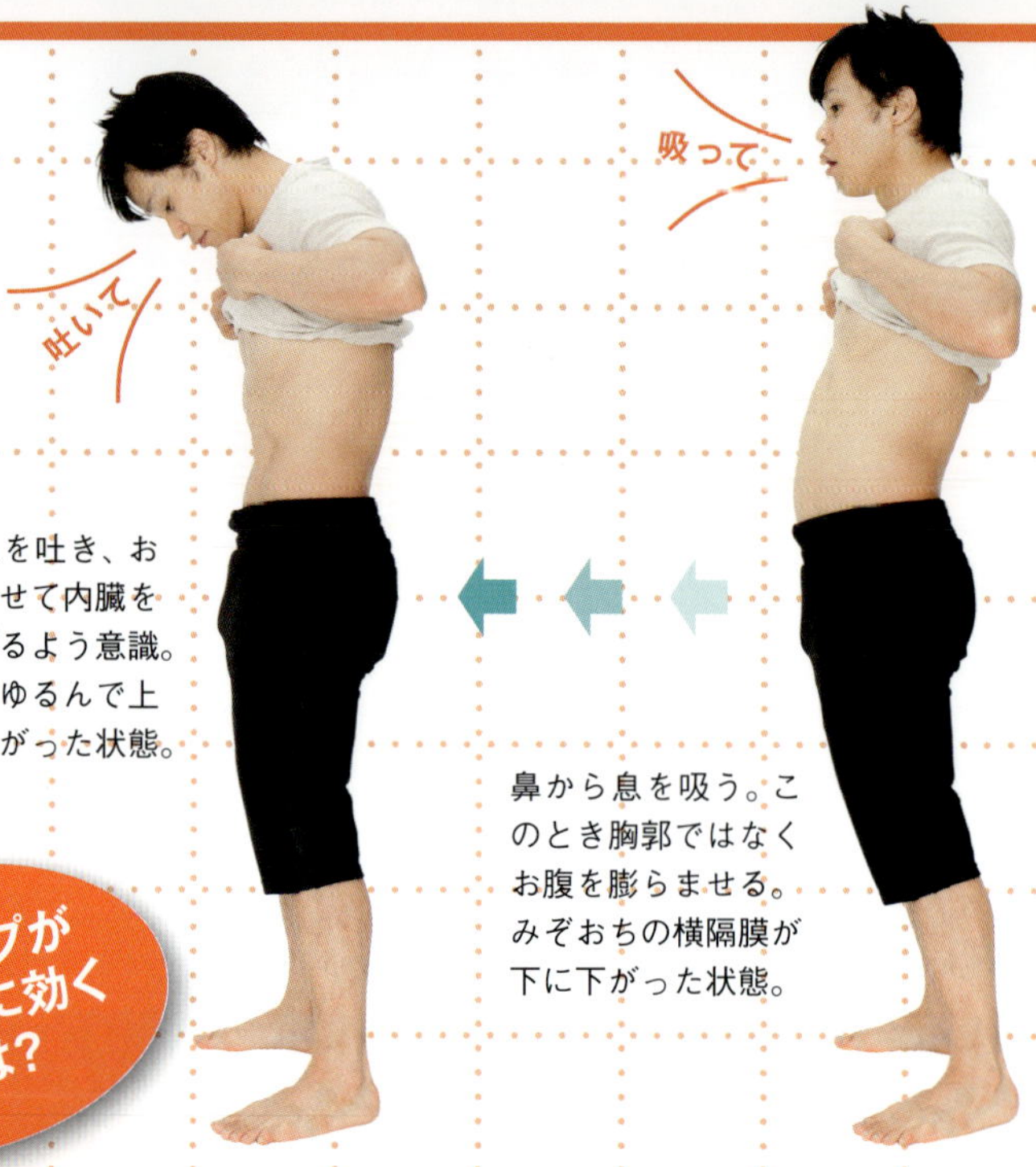

口から息を吐き、お腹を凹ませて内臓を引き上げるよう意識。横隔膜はゆるんで上に引き上がった状態。

鼻から息を吸う。このとき胸郭ではなくお腹を膨らませる。みぞおちの横隔膜が下に下がった状態。

腹圧アップが腰痛改善に効く理由は?

内臓を引き上げ、腰の負担減。姿勢の矯正効果もあり。

ある程度凝りや痛みがとれた段階で取り組みたい腹圧アップ・エクササイズ。腹圧とは文字通り、お腹部分にかける圧力のこと。胸郭のような骨に囲まれていないお腹回りは、意識しないとどうしてもグシャッと潰れやすい。このため、

「腰痛を予防するためには、常に腹圧をかけることが重要。とくに腹筋の力が弱い人は内臓が下がることで腰に負担がかかりやすい。腹圧をアップさせるトレーニングで腰がかなり楽になるはず」（清水さん）

「内臓が下垂すると、重心の位置が下に引っ張られます。中年になって下っ腹が出てくると、姿勢が反り、腰に負担がかかるのと同じこと。あ

Fukuatsu Up Exercise

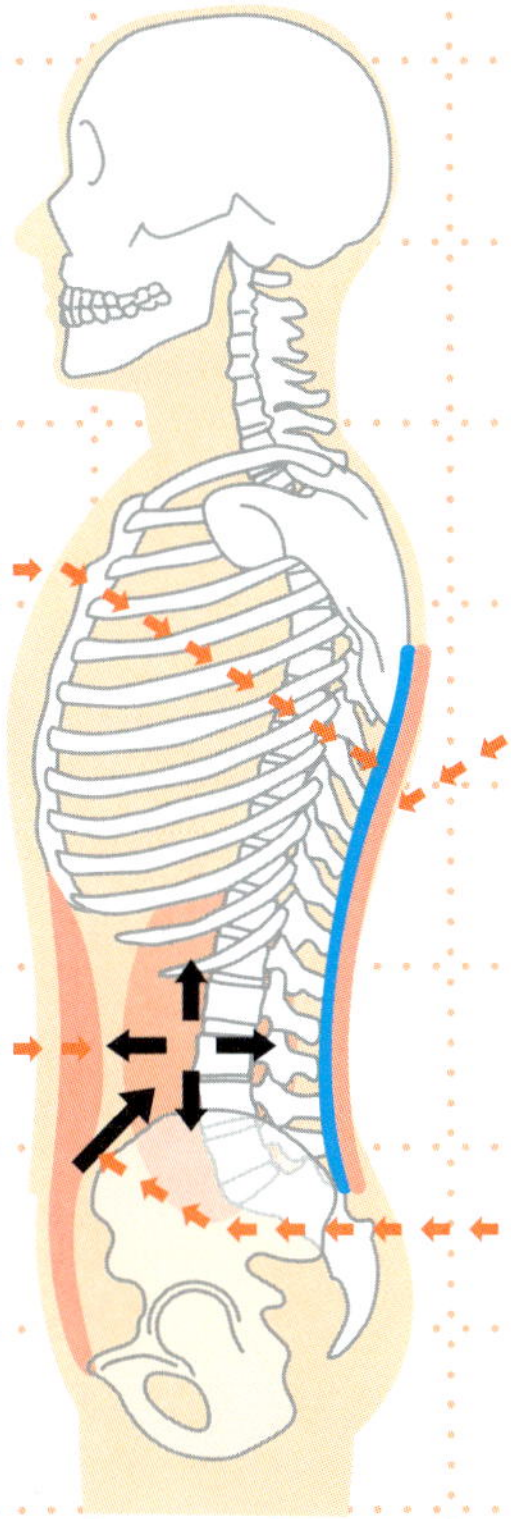

脊柱

頭の重さなどの圧力がかかることで、脊柱は構造上、前に倒れやすくなる。バランスをとるため腰椎の反りがきつくなり腰に負担が。

腹圧

空気が目一杯入ったボールは押しても潰れにくい。腹圧が高い状態もこれと同じこと。上からの圧力に耐えて脊柱を正しく維持できる。

背筋

腹筋が弱く、さらに猫背姿勢の場合、背筋群は常に引っ張られた状態。腹圧が上がれば脊柱を正しい位置で支えられるようになる。

腹筋の力

適度に腹筋を養うと、呼吸などで腹圧をかけたとき、前に倒れようとする脊柱を押し返すことができるようになる。姿勢維持にも有効。

る程度お腹が引き上げられているとそれが防げます」(柳さん)

腹圧を上げるには腹筋と背筋、呼吸に関わる横隔膜で体幹をがっちり固めること。といっても腹筋運動をせっせと頑張る必要はなし。呼吸を意識するだけでも腹圧はアップする。「息を吸い込むときにお腹を膨らませて、息を吐きながら凹ませる。吐くときに内臓を引き上げるつもりで。腹圧をかけることに慣れれば、姿勢矯正にもつながり、カラダがきれいに見えます」(清水さん)

腹圧アップ・エクササイズの後、緊張緩和ストレッチでほぐす方法もおすすめです。

では、始めましょう!

内臓引き上げ

朝一番、空腹時に行いたい腹式呼吸&内臓引き上げメソッド。

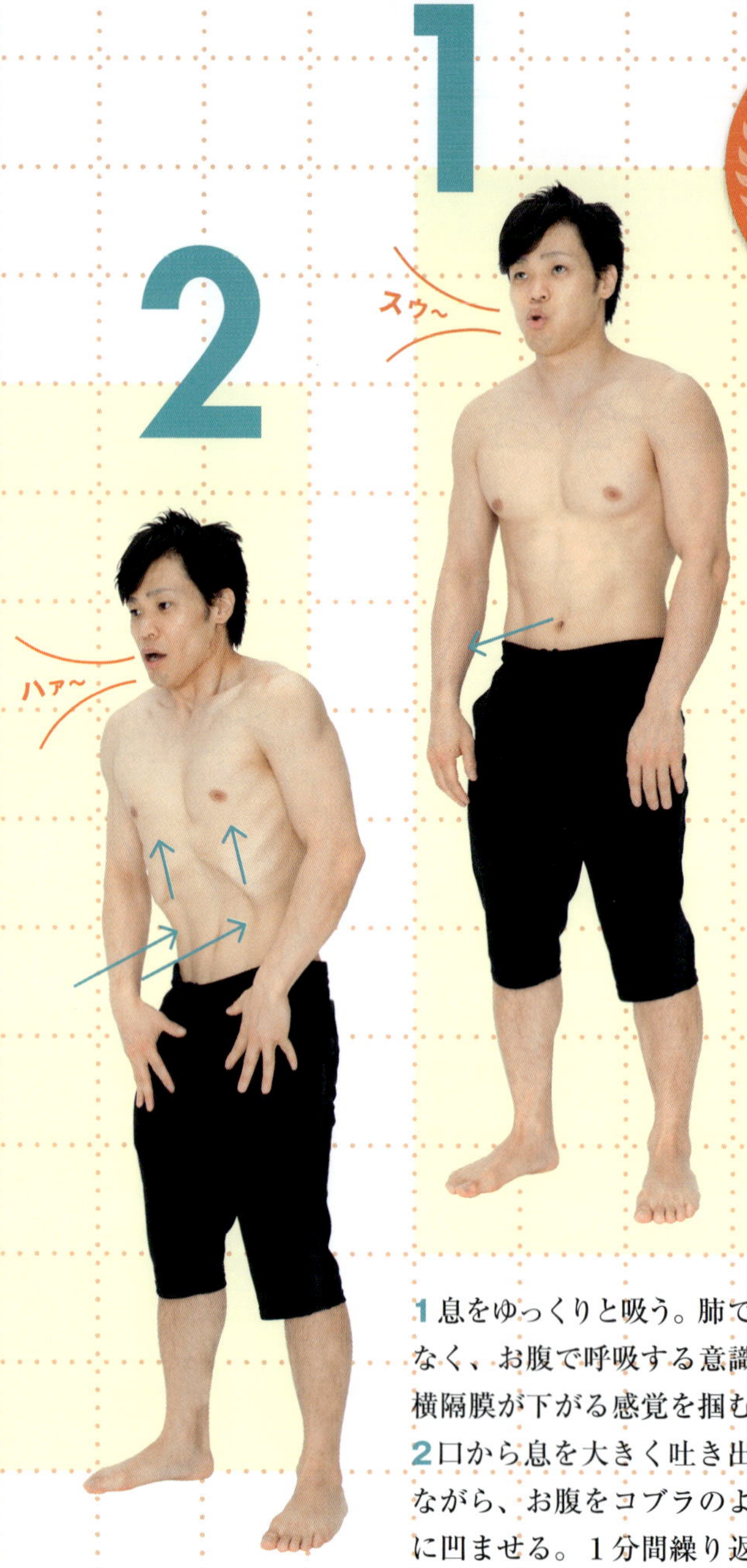

1 息をゆっくりと吸う。肺ではなく、お腹で呼吸する意識。横隔膜が下がる感覚を掴む。
2 口から息を大きく吐き出しながら、お腹をコブラのように凹ませる。1分間繰り返し。

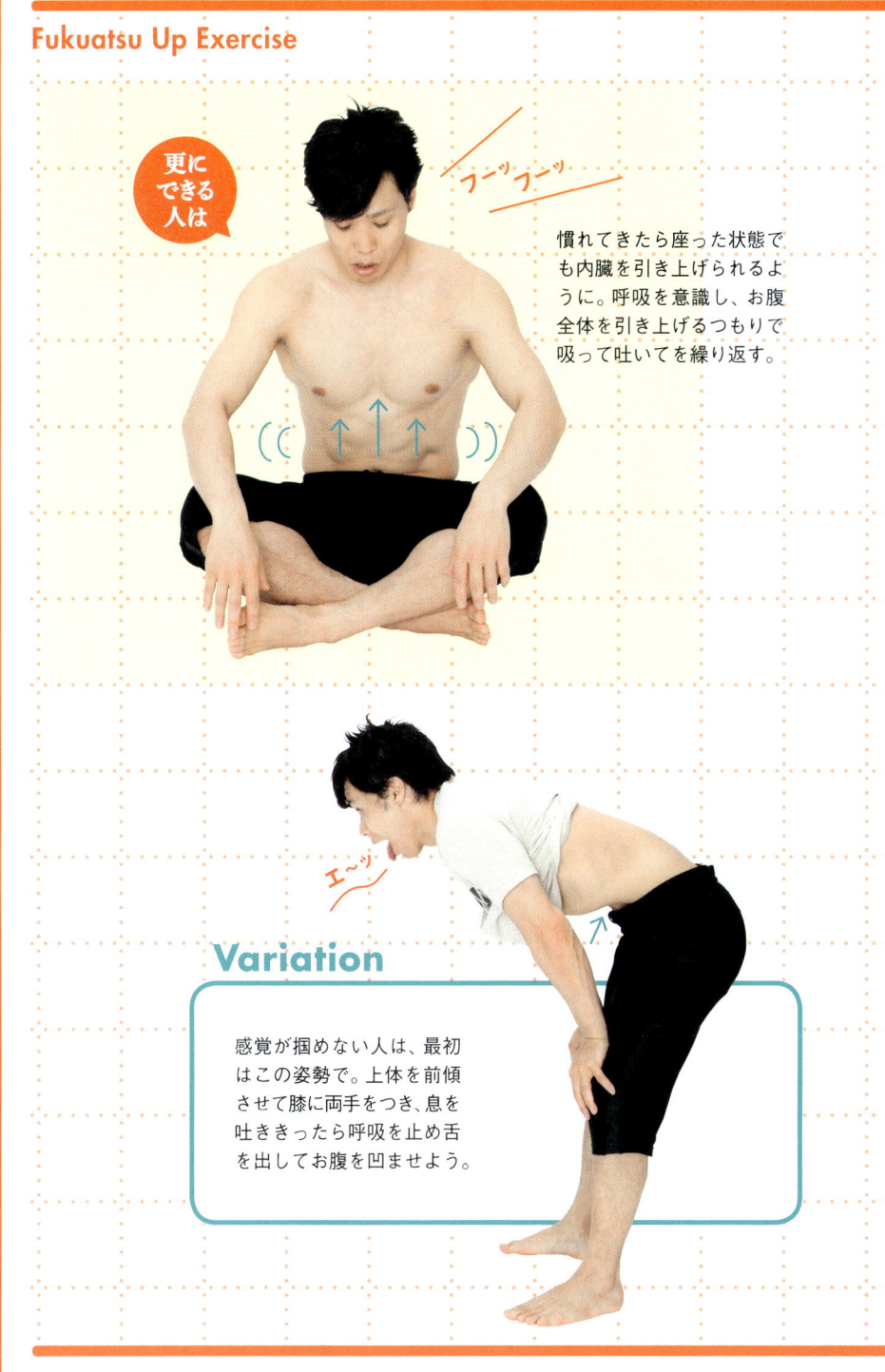

Fukuatsu Up Exercise

更にできる人は

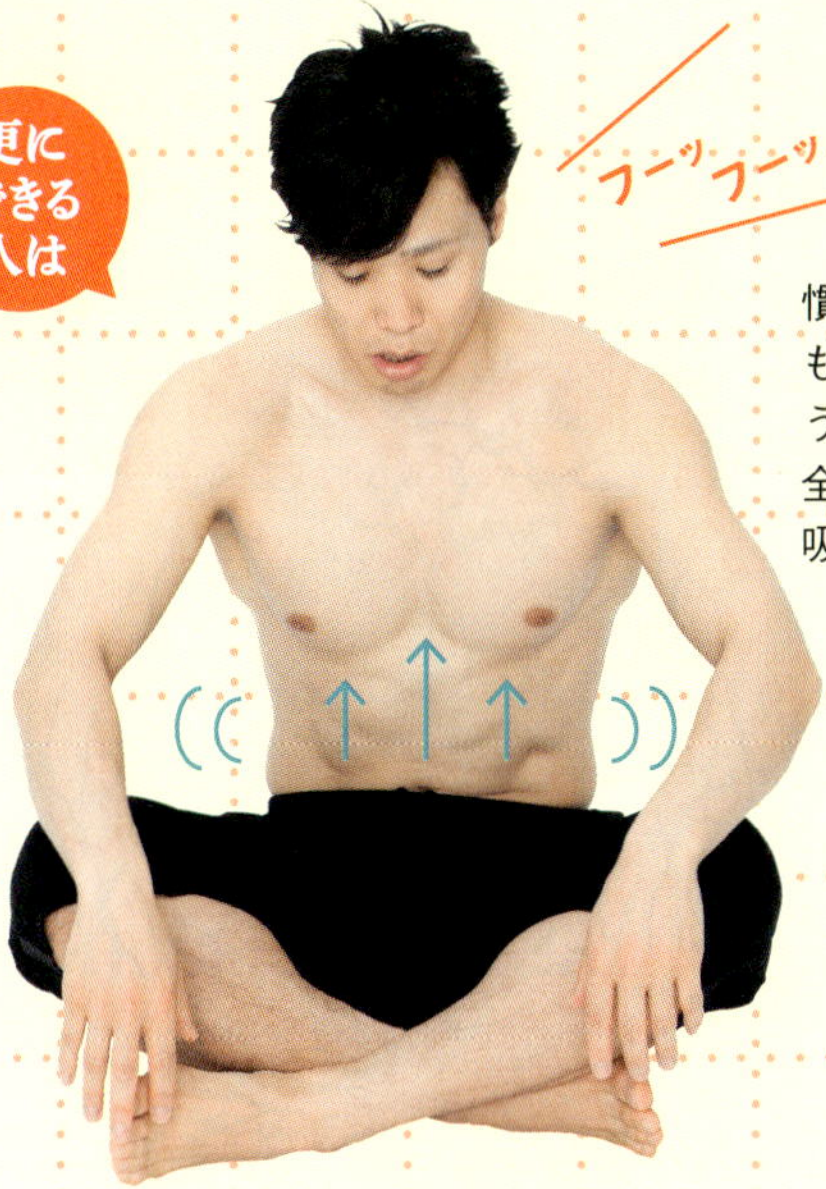

慣れてきたら座った状態でも内臓を引き上げられるように。呼吸を意識し、お腹全体を引き上げるつもりで吸って吐いてを繰り返す。

Variation

感覚が掴めない人は、最初はこの姿勢で。上体を前傾させて膝に両手をつき、息を吐ききったら呼吸を止め舌を出してお腹を凹ませよう。

下腹

遊びの感覚で下腹の筋肉を鍛える脚上げトレーニング。

Point!

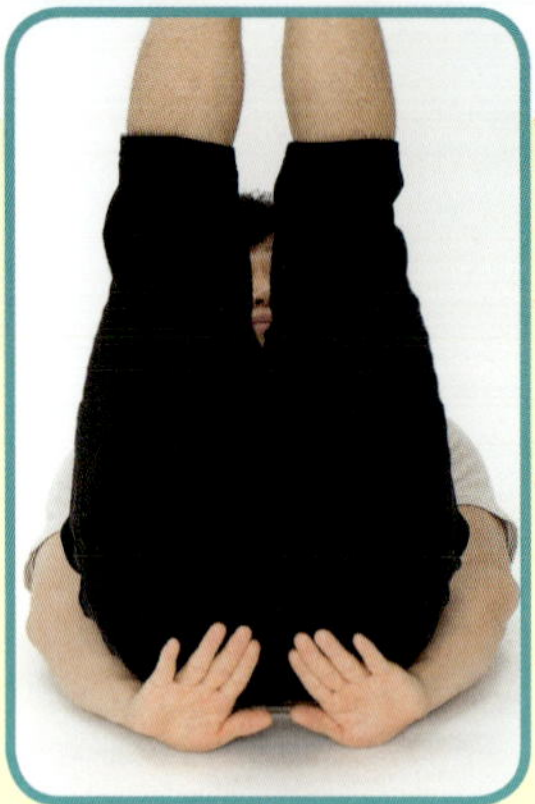

腰が床に当たって痛みが出る場合も。仙骨と左右の腸骨のつなぎ目、仙腸関節《せんちょうかんせつ》に手の甲を当てて、腰をカバーし、骨盤を固定する。

1

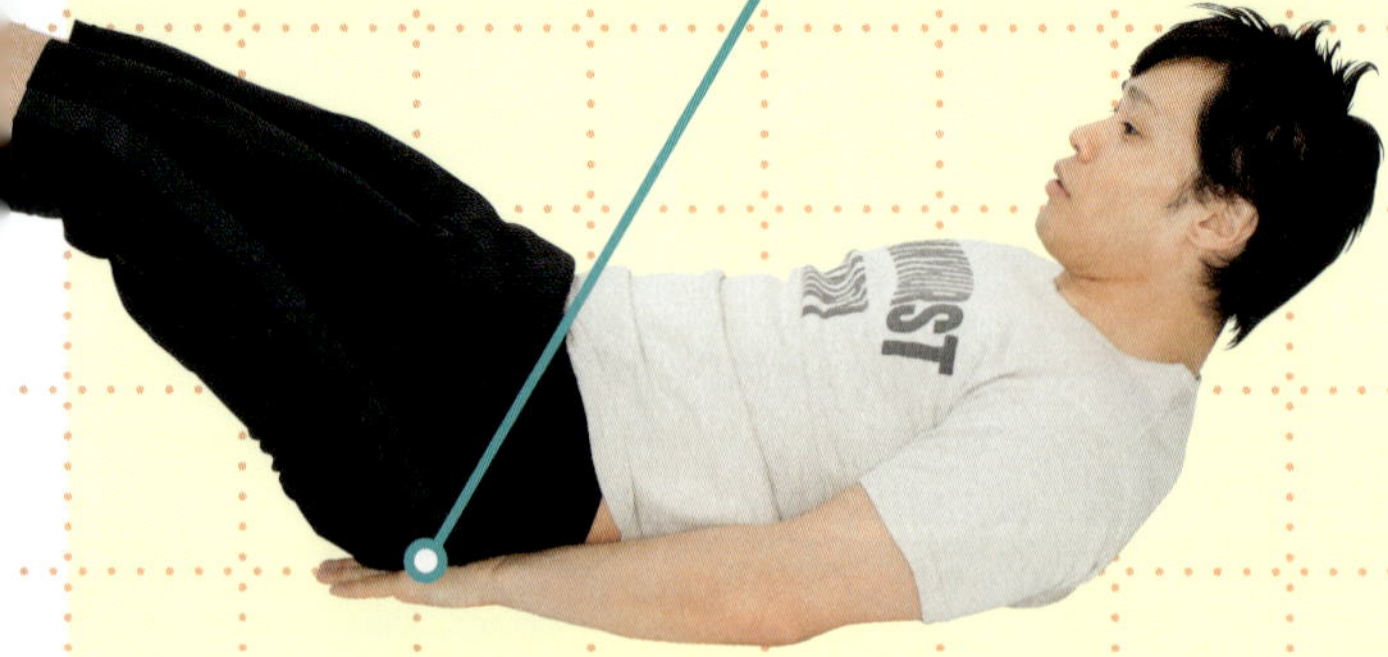

1 床に仰向けになり、両手の甲にお尻を乗せる。頭を上げ、両脚を揃えて45度の角度に持ち上げる。頭が上がらない人は、上げる意識を持つだけでもOK。

2 顎を引き腹筋を収縮させたまま、「あ」「い」と爪先で空中に文字を書く。「あ」行がクリアできれば十分。

Fukuatsu Up Exercise

2

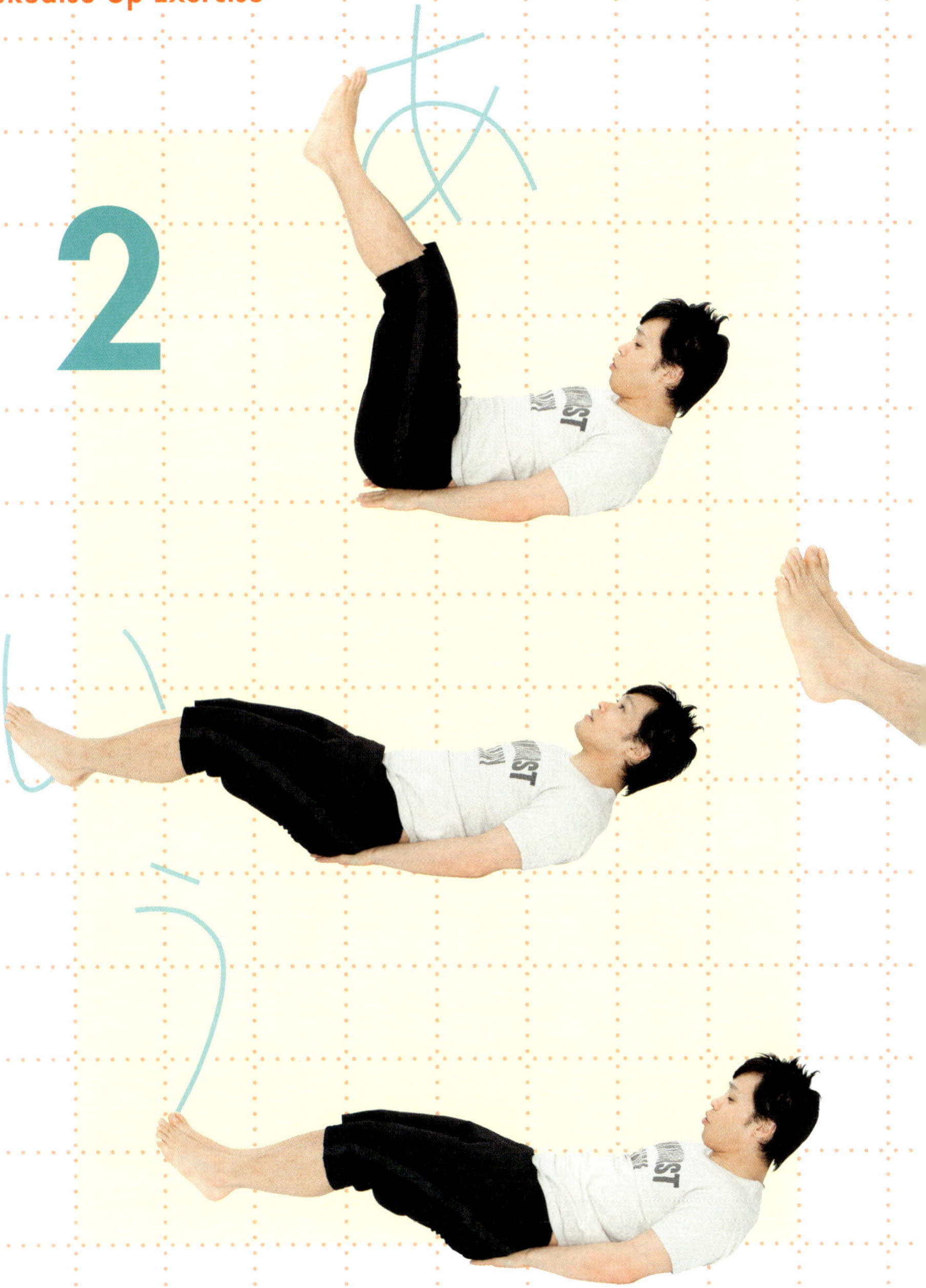

わき腹

腹圧アップにひと役かう、わき腹。重心を移動しながら収縮させる。

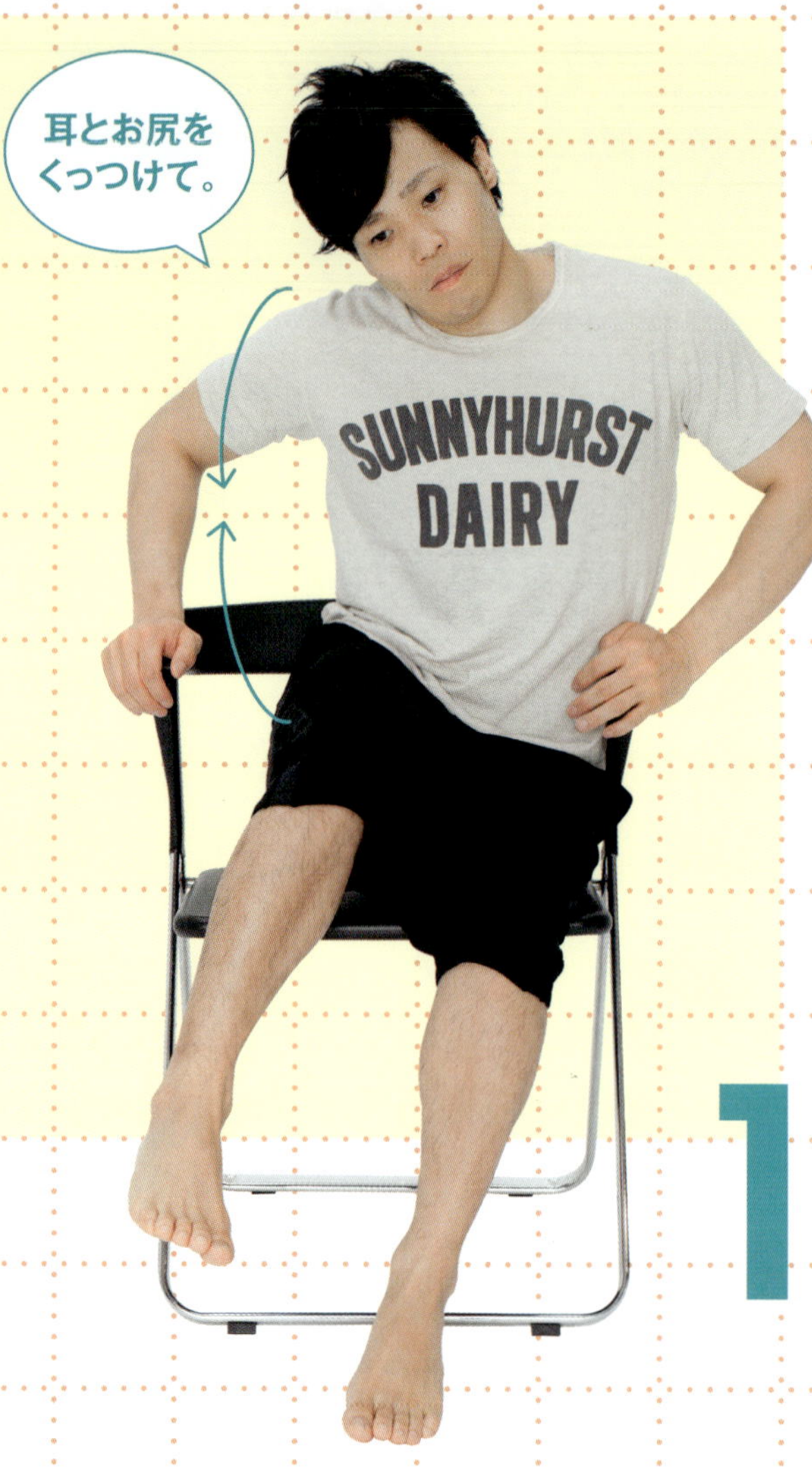

1 椅子に座り、右側の骨盤と脚を引き上げる。重心は左側のお尻に。右の耳と右のお尻の横をくっつけるつもりでわき腹を縮める。
2 次は逆。中心軸をずらさないように。10回往復。

Fukuatsu Up Exercise

2

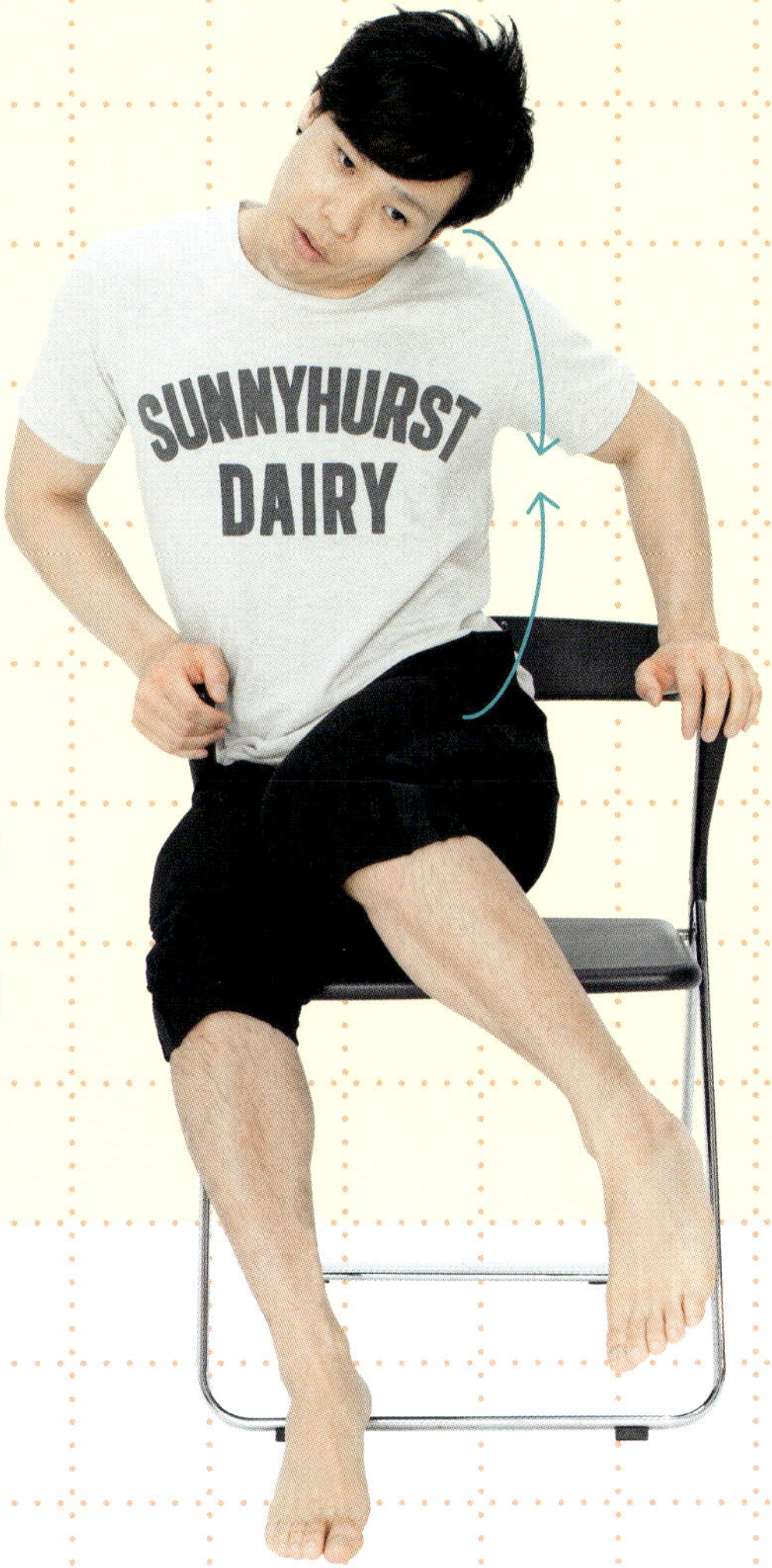
SUNNYHURST
DAIRY

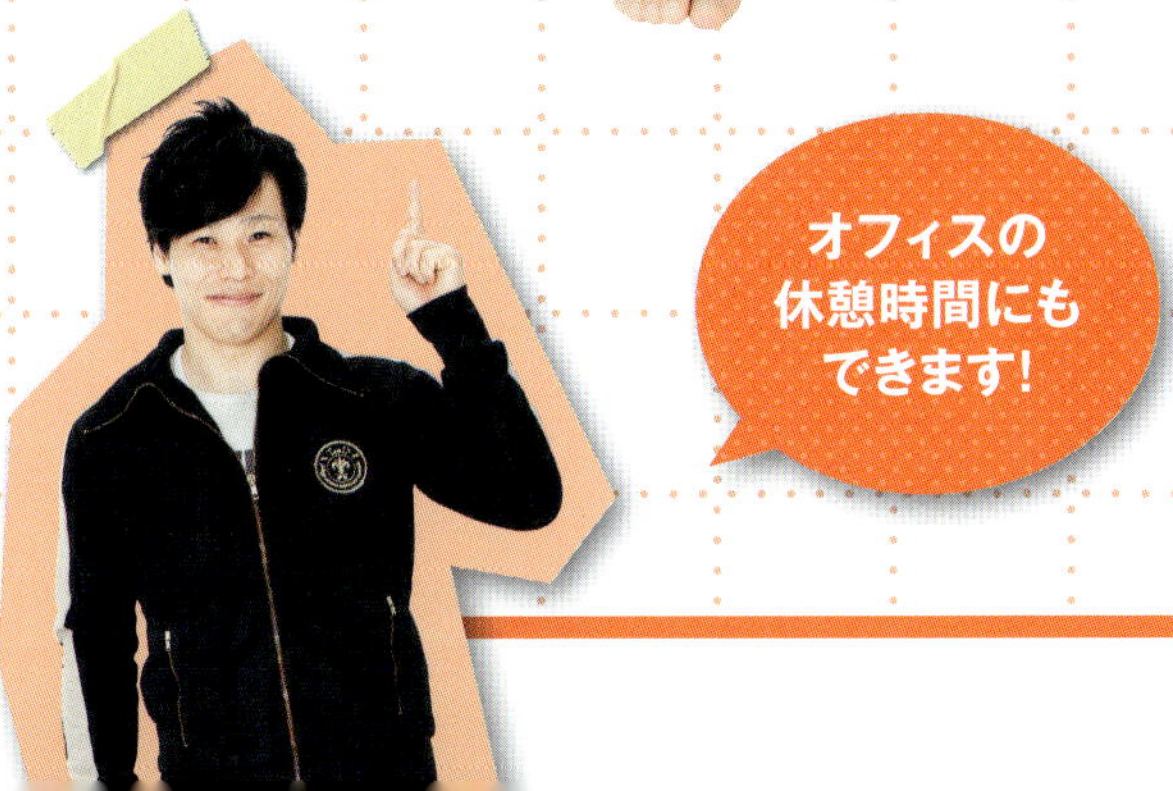
オフィスの
休憩時間にも
できます!

お尻歩き

1

体幹の筋肉全体を使い、
左右の骨盤を交互に動かして歩く。

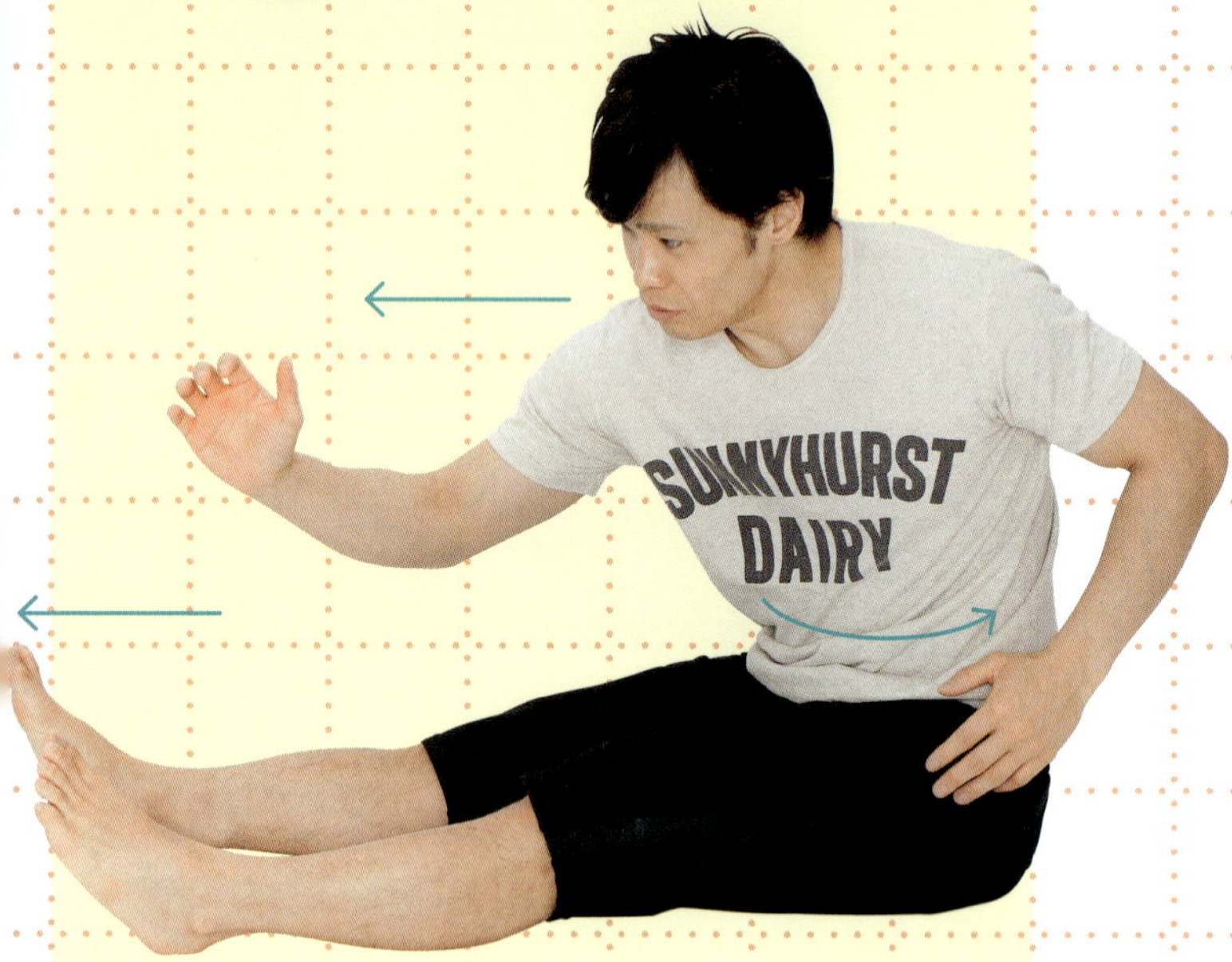

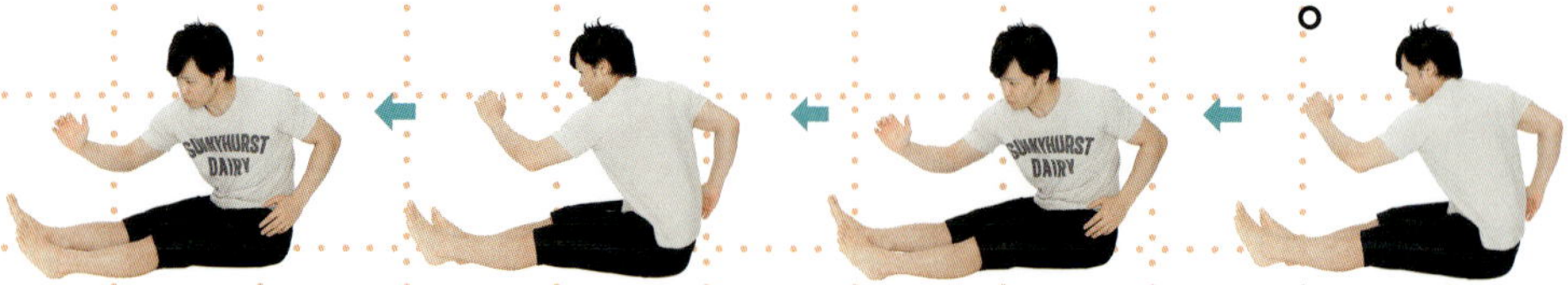

Fukuatsu Up Exercise

1 両脚を伸ばして座り、右の骨盤と腕を前に出す。
2 逆側の骨盤と腕を前に。6歩進んだら6歩バック。上半身を捻りながら前進・後退していくのがポイント。

2

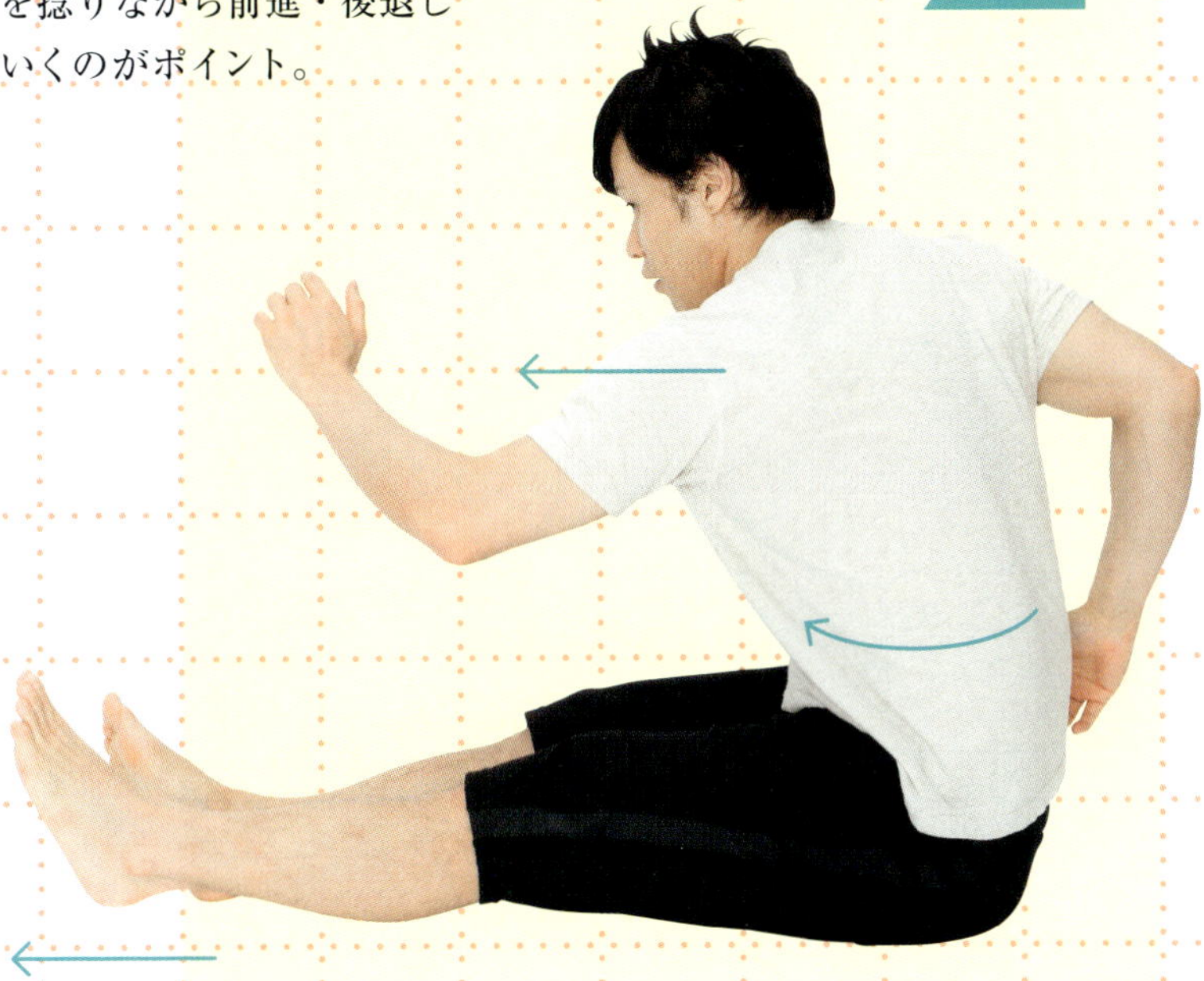

ウエストを意識的に捻りながら、お尻で歩く。

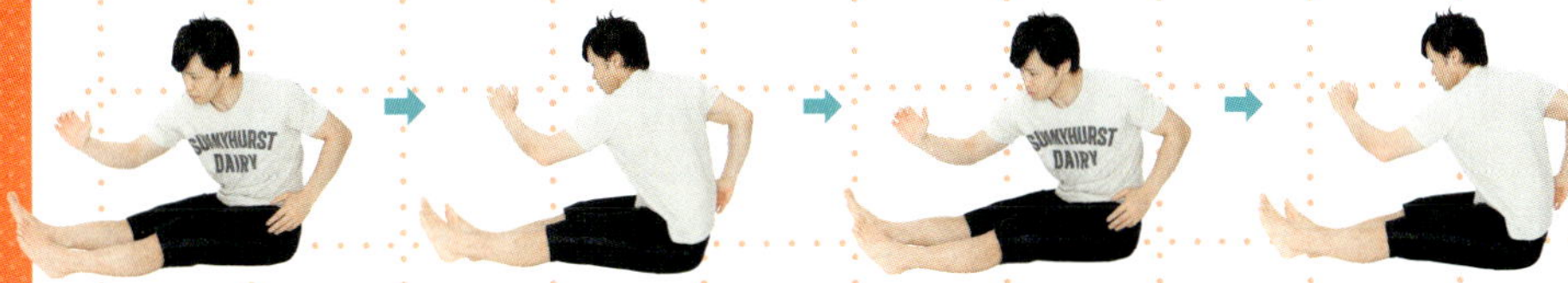

背中

背骨を支える深層の筋肉にまんべんなく刺激を入れる。

1 床にうつ伏せになり、両手を前方に伸ばす。両脚はリラックス。顔は上げ目線は前方。

2 そのまま右手と左脚を付け根から上に持ち上げる。右手はてのひらを外側に向け、小指を上方に。上げた腕に耳をくっつけて小指に視線を向ける。そのまま１秒キープ。

3 今度は逆側。左手と右脚を付け根から同時に床から持ち上げる。やはり視線を小指に向けて１秒キープ。左右交互に10回繰り返し。

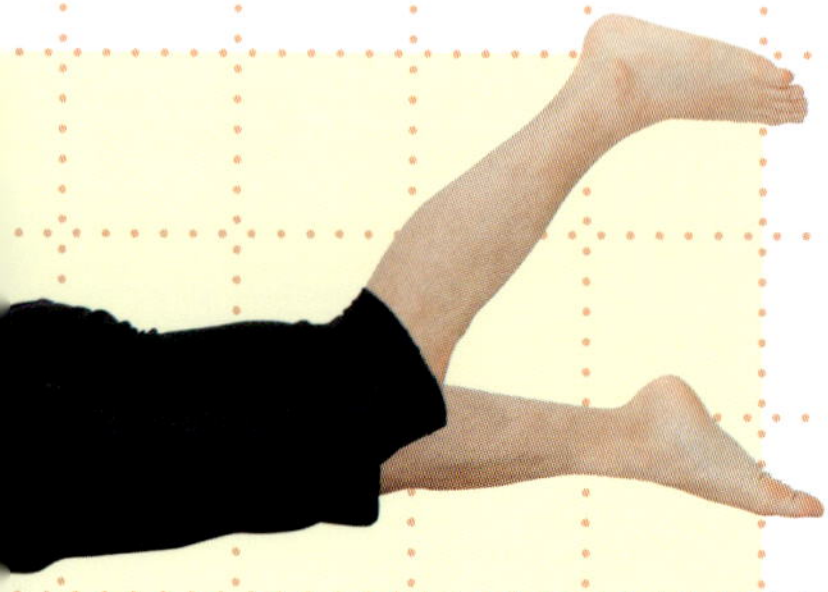

1

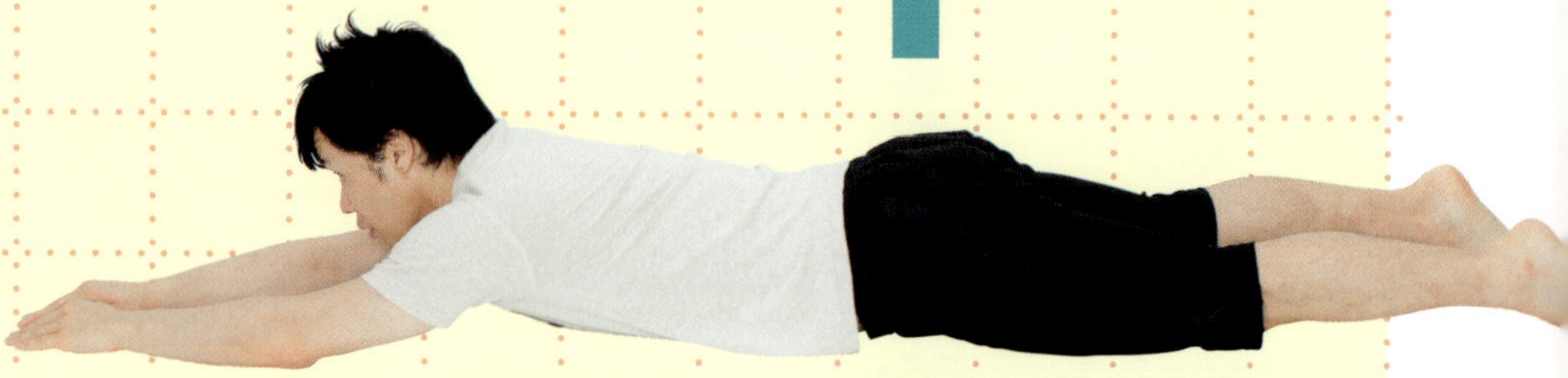

Fukuatsu Up Exercise

小指を見て!

Point!
耳と腕をつける!

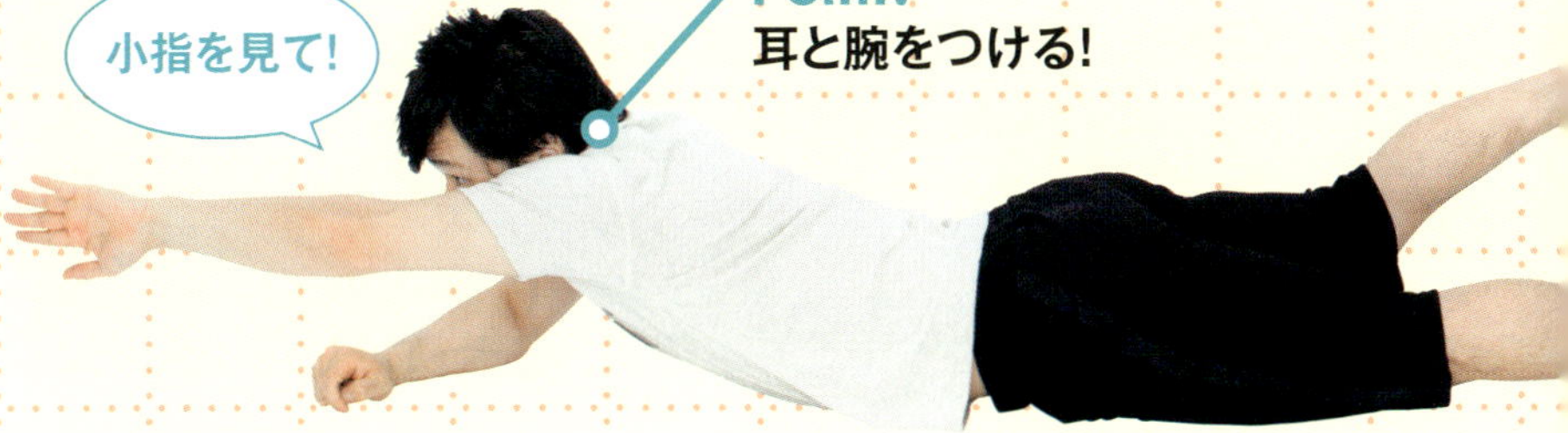

3

Point!
小指を上に!

2

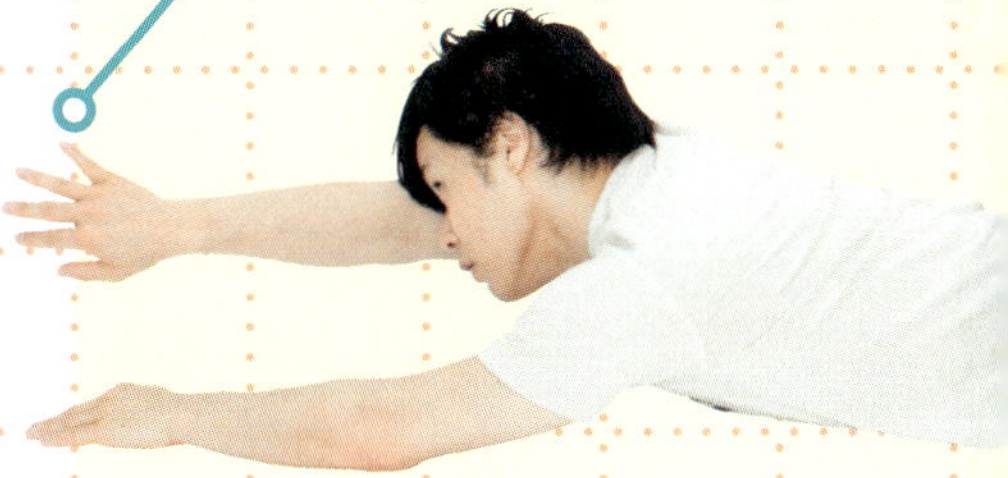

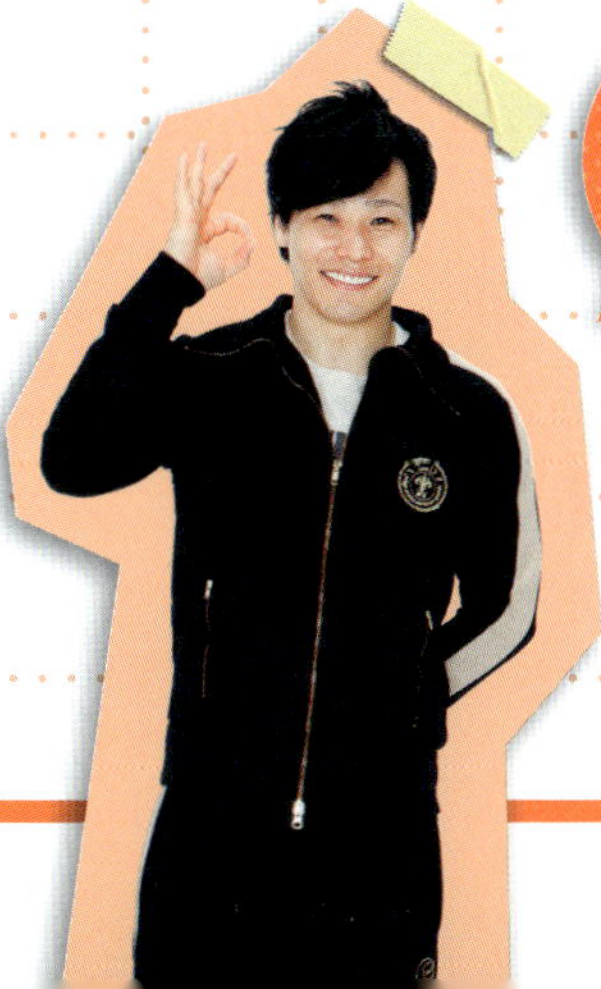

ポイントは
手の向きと
小指を見ること!

Column

椎間板ヘルニアと診断されたら腰痛体操のチョイスに注意。

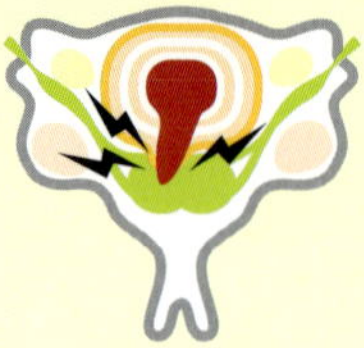

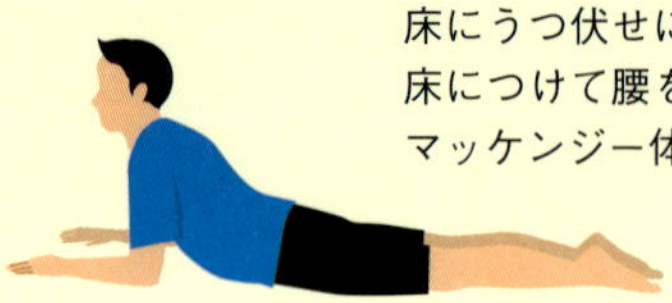

椎間板が後ろに出ている➡反る運動

床にうつ伏せになり、肘から先を床につけて腰を反らす。いわゆるマッケンジー体操と呼ばれる運動。

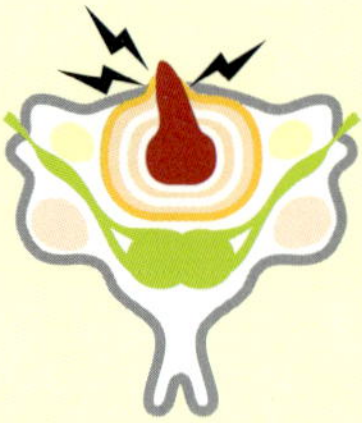

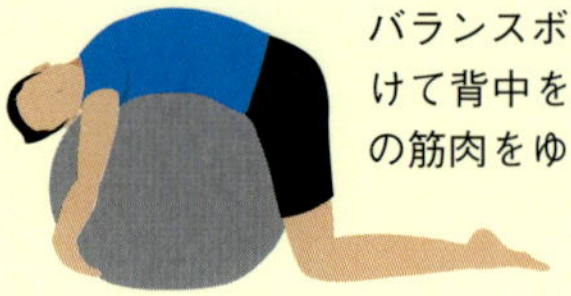

椎間板が前に出ている➡背中を丸める運動

バランスボールなどに上半身を預けて背中を丸めてリラックス。腰の筋肉をゆるませるポーズ。

世の中に幾多ある腰痛体操。どんな腰痛にも有効かといえば、そうではないケースも。病院で椎間板に異常があると診断された人は、腰痛体操でかえって腰を傷めることもあるという。

「きちんと診断を受けずに勝手に体操をしている人が多いように感じます。でも椎間板が後ろに出ている場合は、腰を反らせる体操のほうが有効です。腰を丸めるエクササイズをすると、椎間板がますます後ろに飛び出してしまいます。腰を丸めるエクササイズは、椎間板が前に出ている人向きです」（清水さん）

自分に合った腰痛体操を選んで。

副交感神経を働かせ
腰をゆるめる

腰痛改善イメージトレーニング

リラックスの神経、副交感神経を働かせることは、
忙しい現代人の最も苦手とするところ。
イメージの力でこの神経を機能させれば、
全身の筋肉のリラクゼーションにつながります。
腰回りの筋肉もゆるんで、腰痛改善効果も。

イメトレで腰痛は
改善されるの？

イメージ力で
カラダを
リラックス！

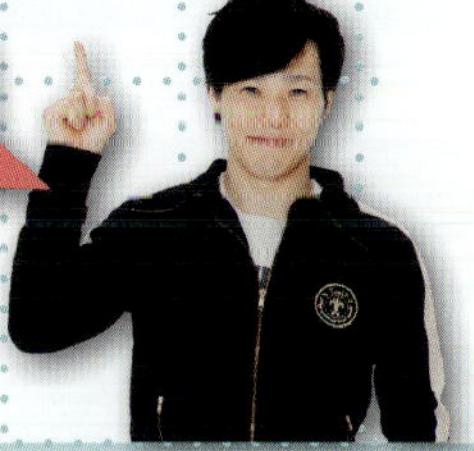

副交感神経を活性化させ、腰回りの緊張を解く。

清水流腰痛メソッドで最後に紹介するのは、イメージトレーニング。腰痛にイメトレ？ と驚くなかれ。これにもまた、きちんと理由がある。

「うつ病の療法などに用いられる自律神経訓練法を現役時代、競技に生かしていました。レースの30分前にこの方法で副交感神経を活性化させる。カラダをリラックス状態にもっていき、部分的に筋肉をゆるませていくと、心拍数をコントロールしやすくなります。集中力や潜在能力のアップにつながるんです」（清水さん）

自律神経はカラダのさまざまな機能を調節する神経。交感神経と副交感神経、２種類の神経が交互に活性化することで働いている。

自律神経の作用

	交感神経亢進	副交感神経亢進
心臓	拍動が小さく速くなる	拍動が大きく遅くなる
血管	小動脈・毛細血管収縮（蒼白）	拡張（赤くなる）
血圧	上昇	下降
筋組織	緊張	緊張を弛緩
大腸下部・膀胱	収縮	弛緩（排泄）
呼吸（肺の動き）	速くなる	遅くなる
皮膚（立毛筋）	収縮（とりはだ）	収縮を緩める
瞳孔	拡大	縮小
唾液腺	ねばねば唾液の分泌	さらさら唾液の分泌
胃・腸管	ぜん動運動抑制（便秘）	ぜん動運動亢進（下痢）

交感神経と副交感神経の働く時間と力

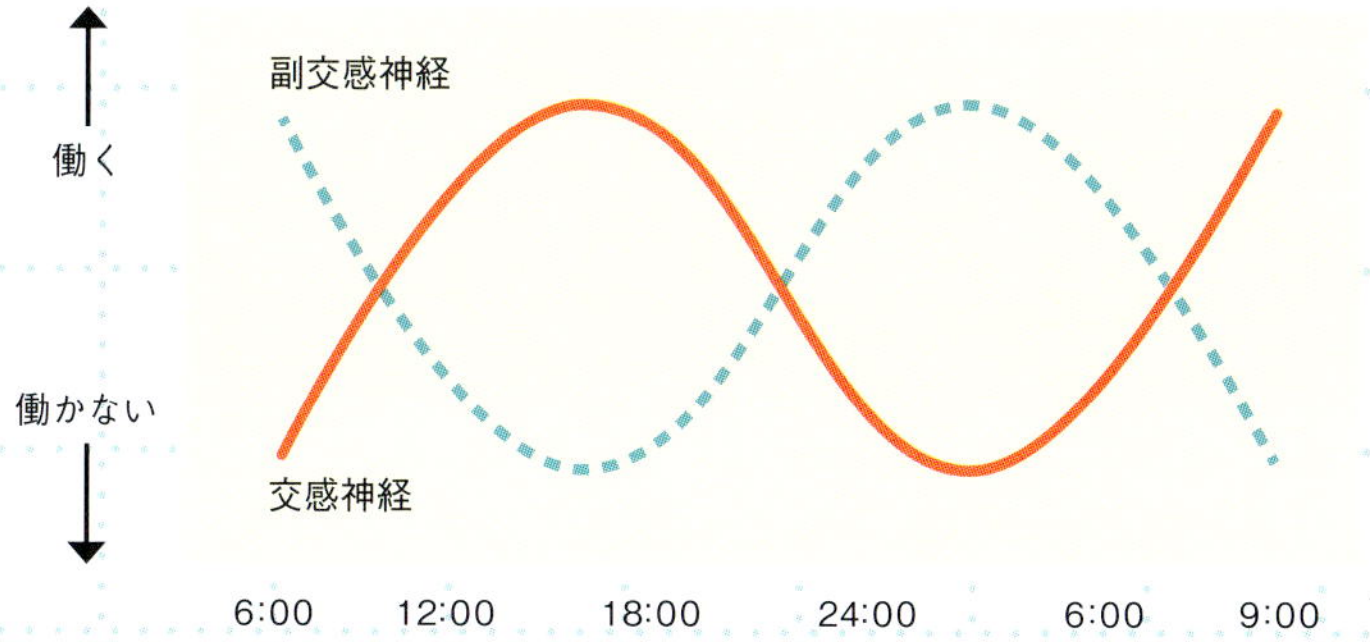
副交感神経
働く
働かない
交感神経
6:00
12:00
18:00
24:00
6:00
9:00

下の表のように、交感神経が活発に働くと心拍数は速くなり、副交感神経が働くと心臓は長くゆっくり拍動するという具合。

交感神経はいわば闘いの神経、副交感神経は休息の神経だ。このため、日中に活動するときは前者が主に機能し、夜休息するときには後者の出番となる。

ところが、ほとんどの現代人の生活は、昼夜を問わず交感神経にスイッチが入ったまま。カラダをリラックス状態にもっていけず、筋肉はいつも緊張し、腰の凝りや痛みを引き起こしやすい状態になっている。

その緊張を解く方法のひとつが、この「腰痛改善イメージトレーニング」というわけ。

「イメージの力で筋肉を末端から順番にゆるめていきます。最後は心臓の鼓動をゆっくり刻むようにして全身をリラックスさせ、副交感神経を活性化させます。最初はちょっと難しいですが、繰り返すうちにできるようになります。最初は寝る前、光のあまりない場所で行ってみてください」（清水さん）

ちなみに、ここでは椅子に座って行う方法を紹介するが、仰向けになった状態で行っても構わない。眠くなったらそのまま寝てもOK。

イメトレはいつ行ってもいい。習慣にして腰痛改善を。

では、始めましょう！

1

「椅子に座ってリラックスする」

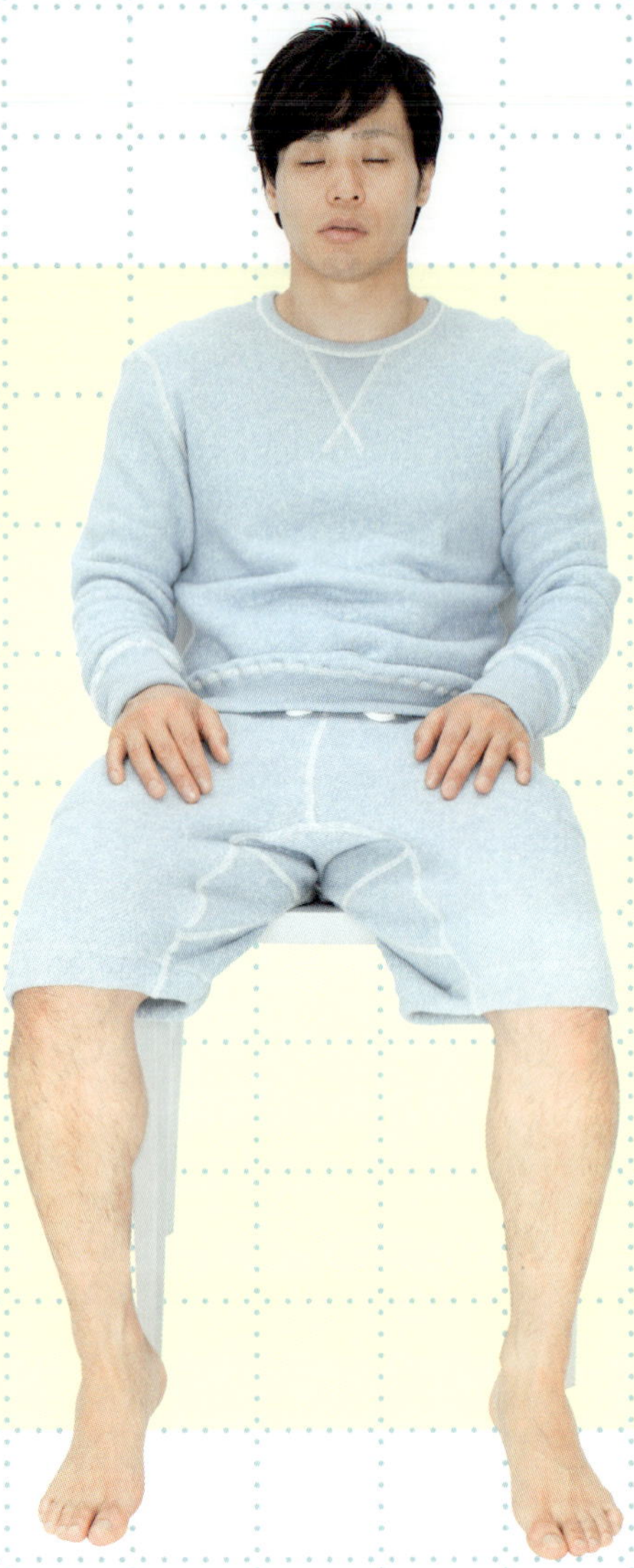

椅子に座る。両手は太ももの上に置いても下に伸ばしてもいい。鼻から細く長く息を吸い、口からふーっと、息と共にマイナスイメージを吐き出す。この深呼吸を3回繰り返す。

2

「表情筋をゆるめる」

Point!

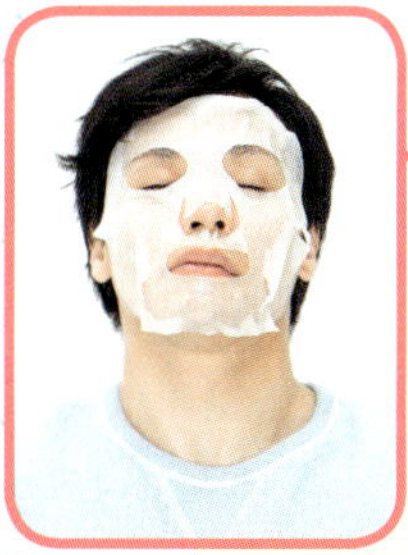

最初は顔の筋肉を脱力させるのが難しいかもしれない。実際にシートマスクを顔につけて心地よさを体感するのもおすすめ。

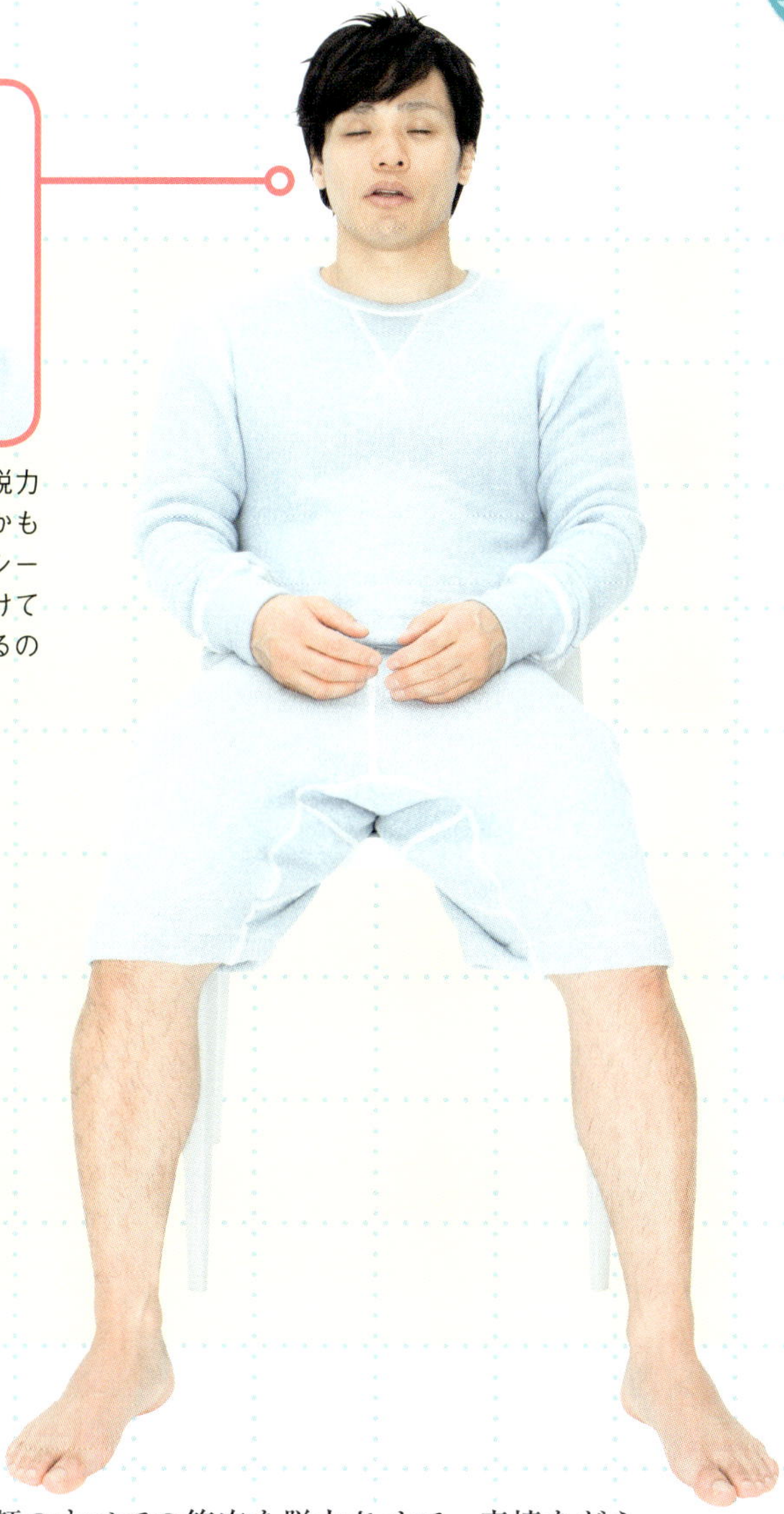

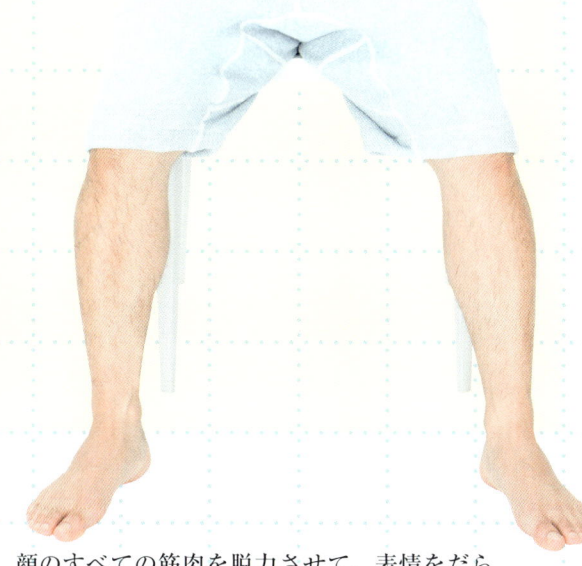

顔のすべての筋肉を脱力させて、表情をだらーんとさせる。このとき口を開いてもいい。イメージのシートマスクをつけ、心地よく表情をゆるませるつもりで。

3

「両腕を脱力させる」

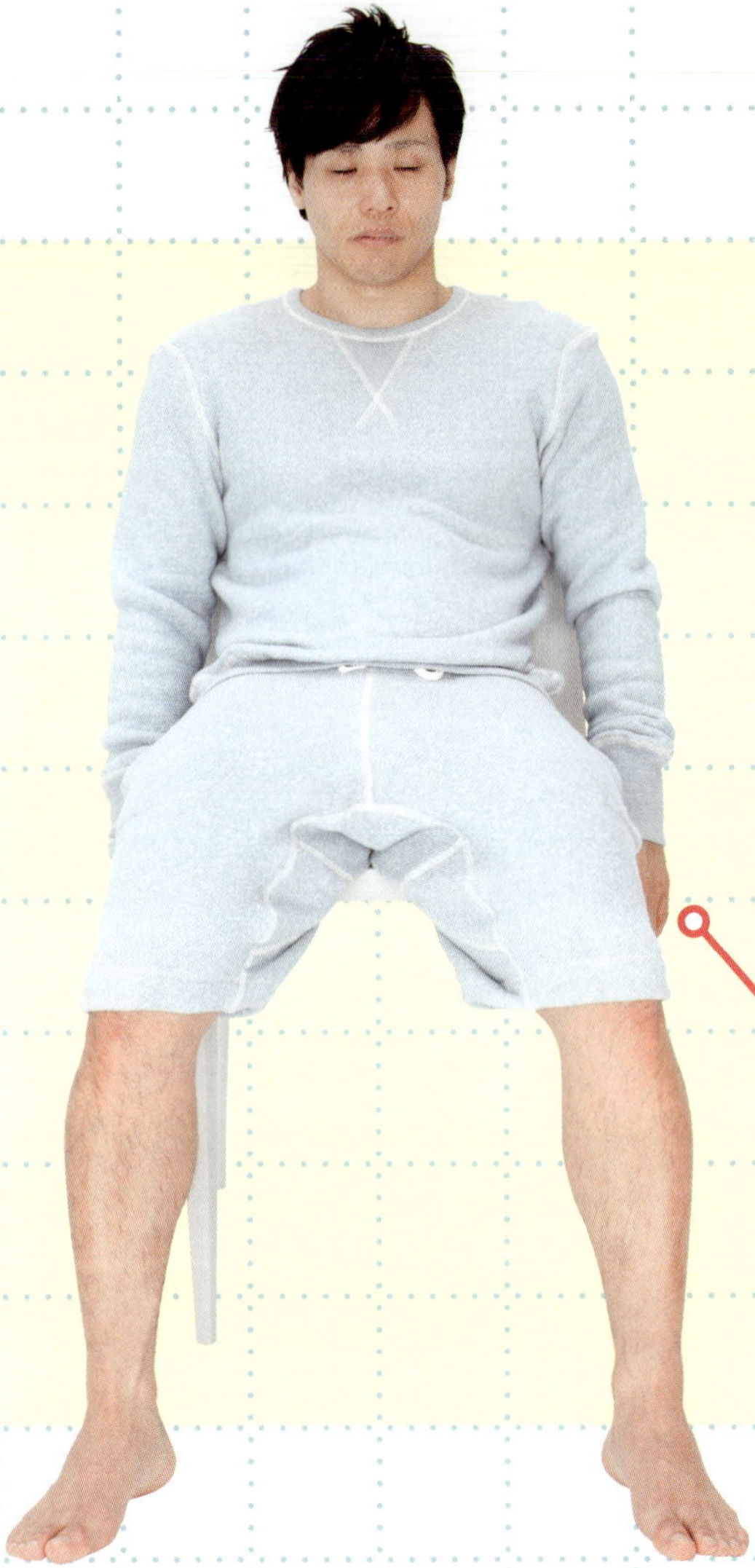

Point!

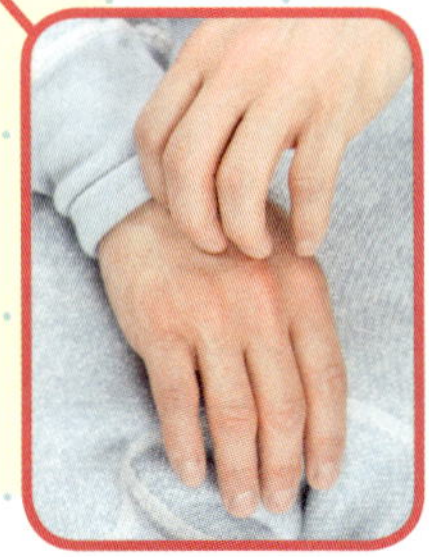

指先がぬるま湯に浸かっているようなぽわーんと温かいイメージをもつ。指の骨の１本１本がゆるんで開いていく感覚。

両腕が重く、だるいという感覚をもつ。濡れたバスタオルや重い布団が腕にかかっているようなイメージ。両腕が重くてだるくて温かいというイメージに浸っていく。

4

「両脚を脱力させる」

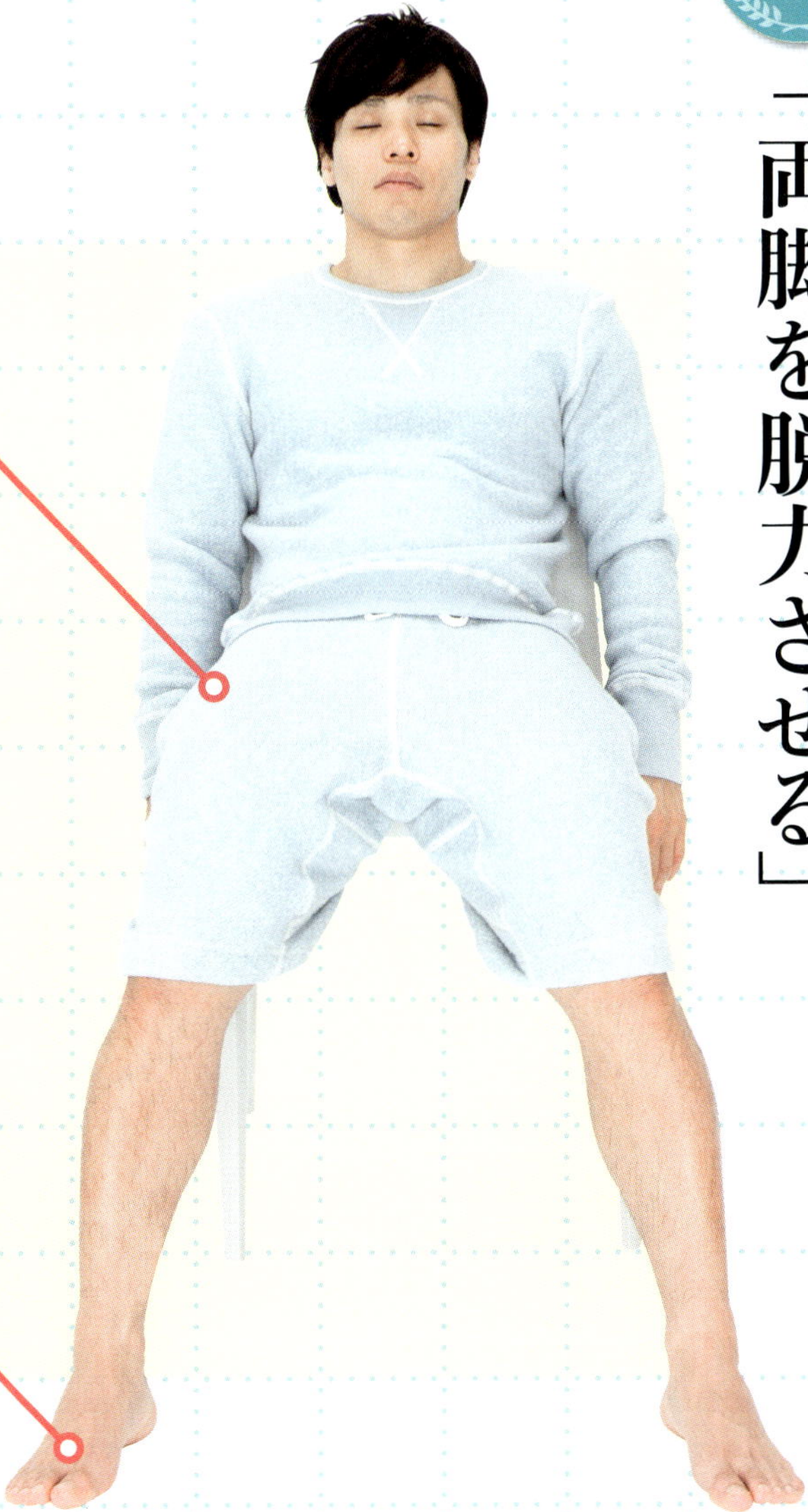

Point!

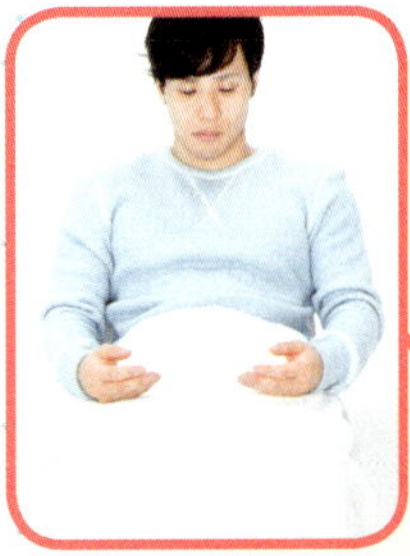

下半身にバスタオル、または重い布団がかかっていて温かい。そのイメージを掴むため、実際にタオルをかけてもよし。

Point!

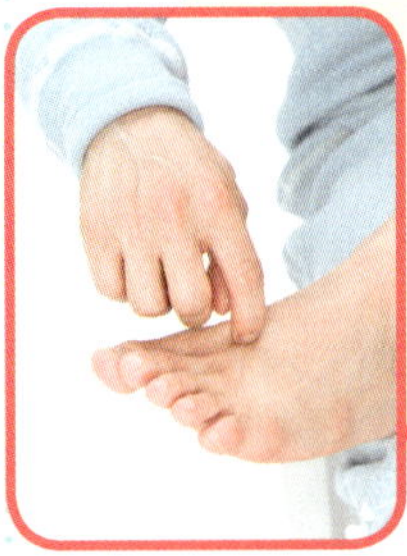

足の指の1本1本がゆるんで左右に広がっていく。最初に足の甲にある骨を1本ずつ触って、骨の間をあけるイメージを掴んでいこう。

今度は両脚に意識をもっていく。両脚にバスタオルや布団がかかっているとイメージする。両脚の筋肉がだるくて、重い。そして温かい。やがて足の指先も温かくなってくる。

5

「みぞおちを柔らかくする」

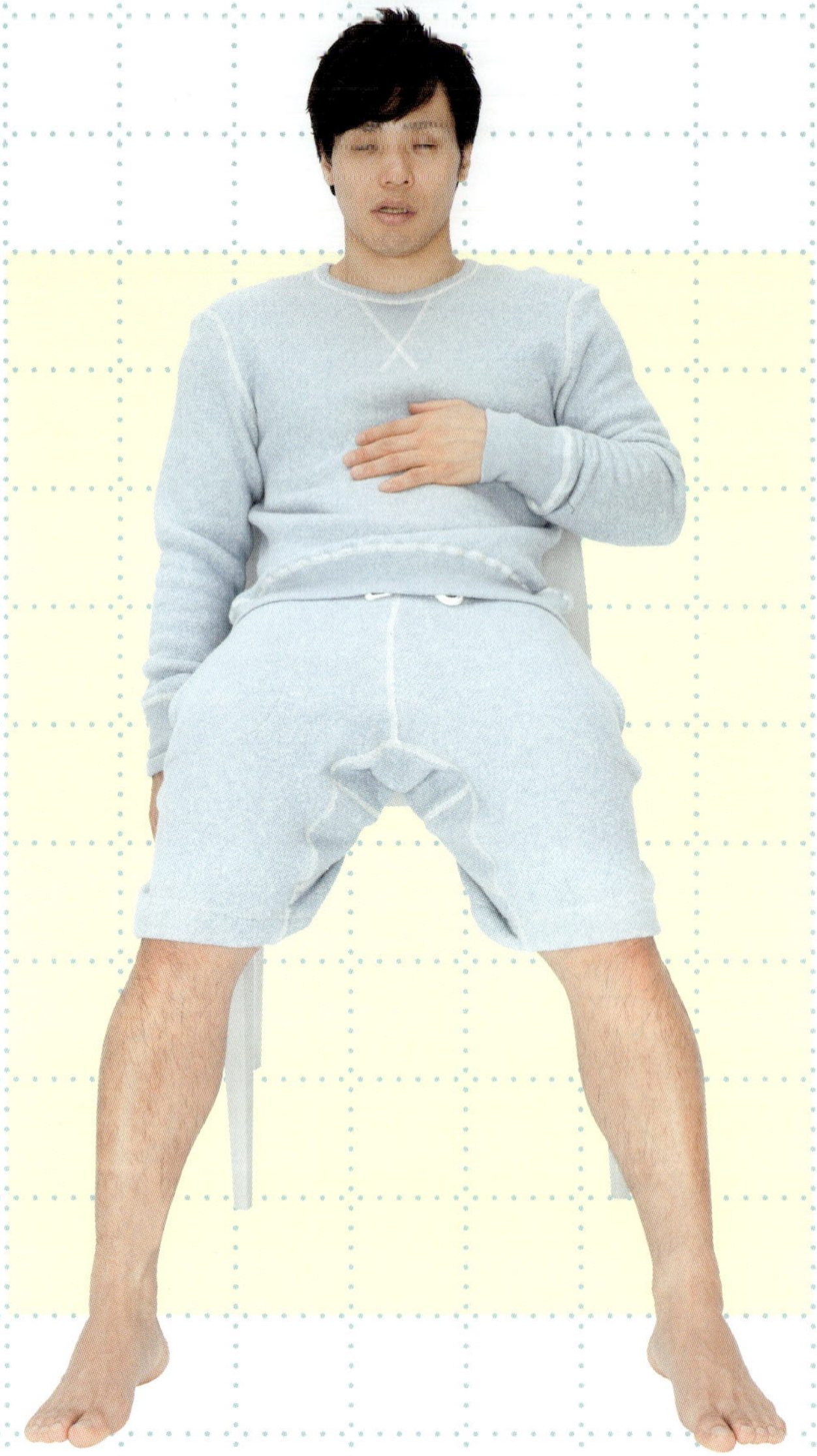

今度はみぞおちからお腹が柔らかく温かくなってくる。実際に撫でずに、ゆっくりと撫でるイメージでもよい。みぞおちのまわり、胃袋のまわりが柔らかくほぐれていくのを意識。

6

「心臓の鼓動をゆっくりと」

Point!

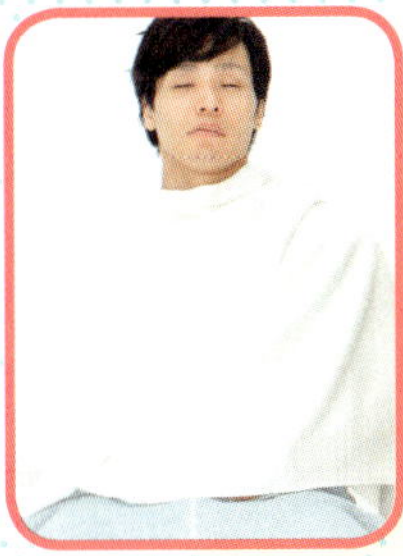

実際に手を置かず、イメージの手で心臓の鼓動を感じてもよい。温かく柔らかいタオルが上半身にかかっていて、気分はとても落ち着いている。

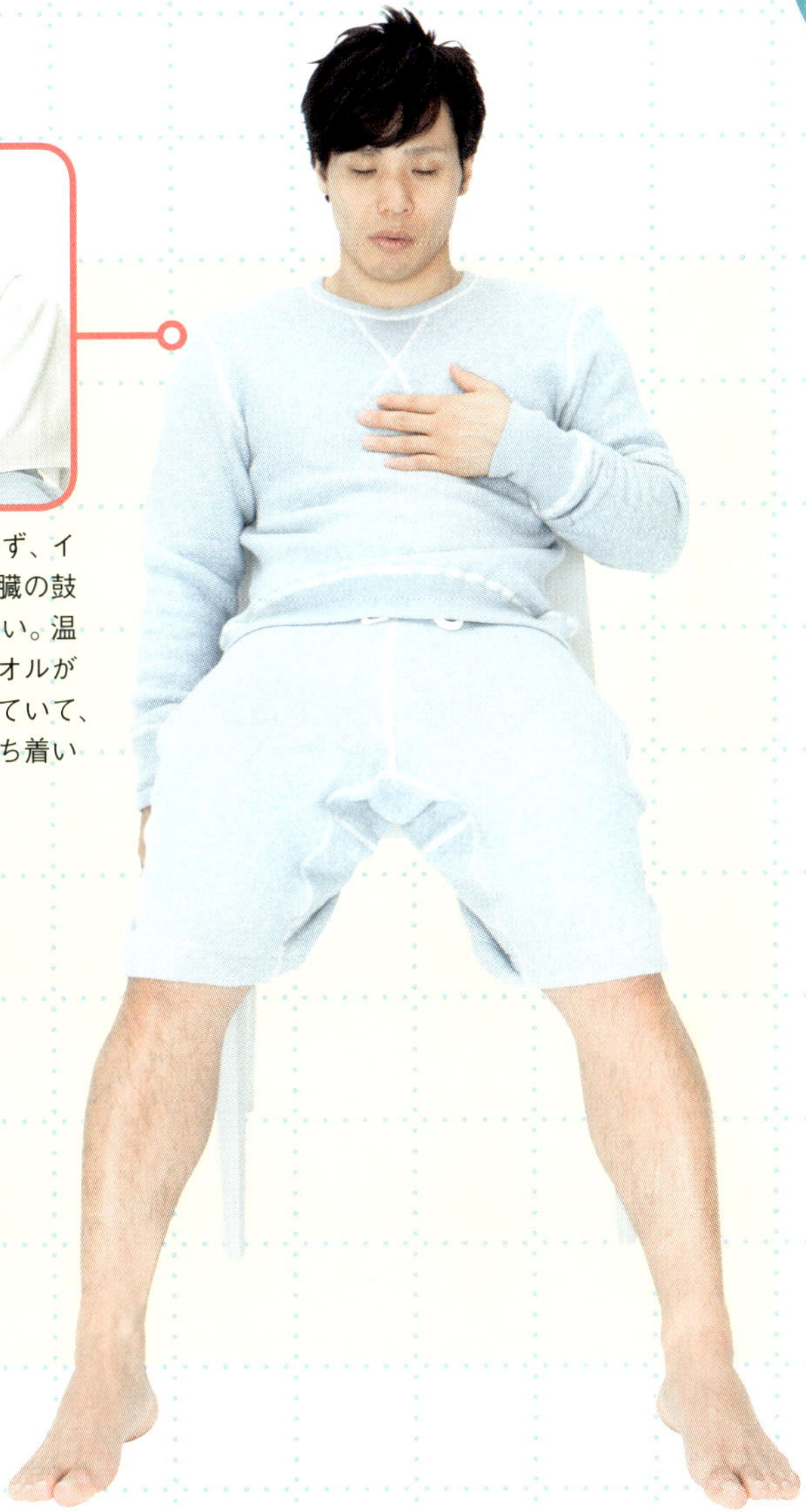

そのままゆっくりと深呼吸をする。呼吸に合わせて、心臓の鼓動がだんだんゆっくりになっていく。ドキドキしている人は落ち着いて、ゆったりとした気分に身を委ねる。

7

「全身をリラックスさせる」

Point!

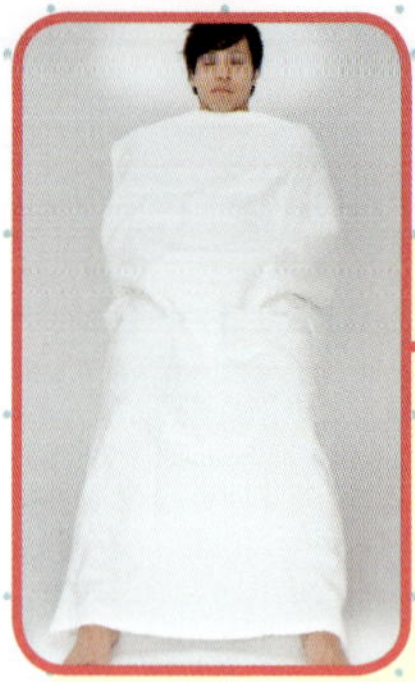

カラダ全体にバスタオルなどがかかっているイメージ。椅子に全身が深く沈み込んでいくような重力を感じて。

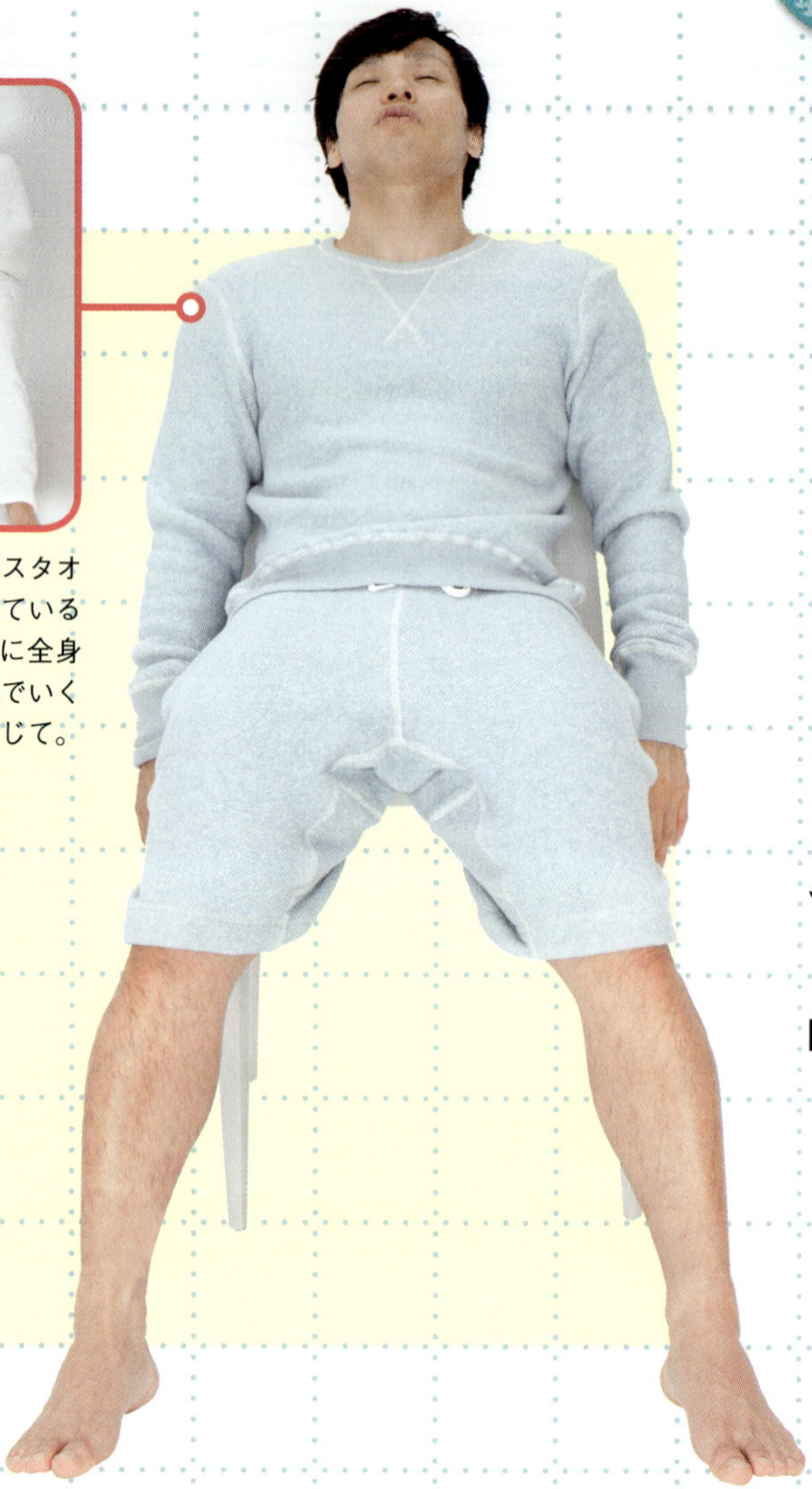

全身の筋肉がだるくて重い。そして温かい。じんわりとしたその感覚を味わう。カラダが沈み込んでいくイメージ。“私はリラックスしている”と自分に言い聞かせよう。

8

「ゆっくり目をあける」

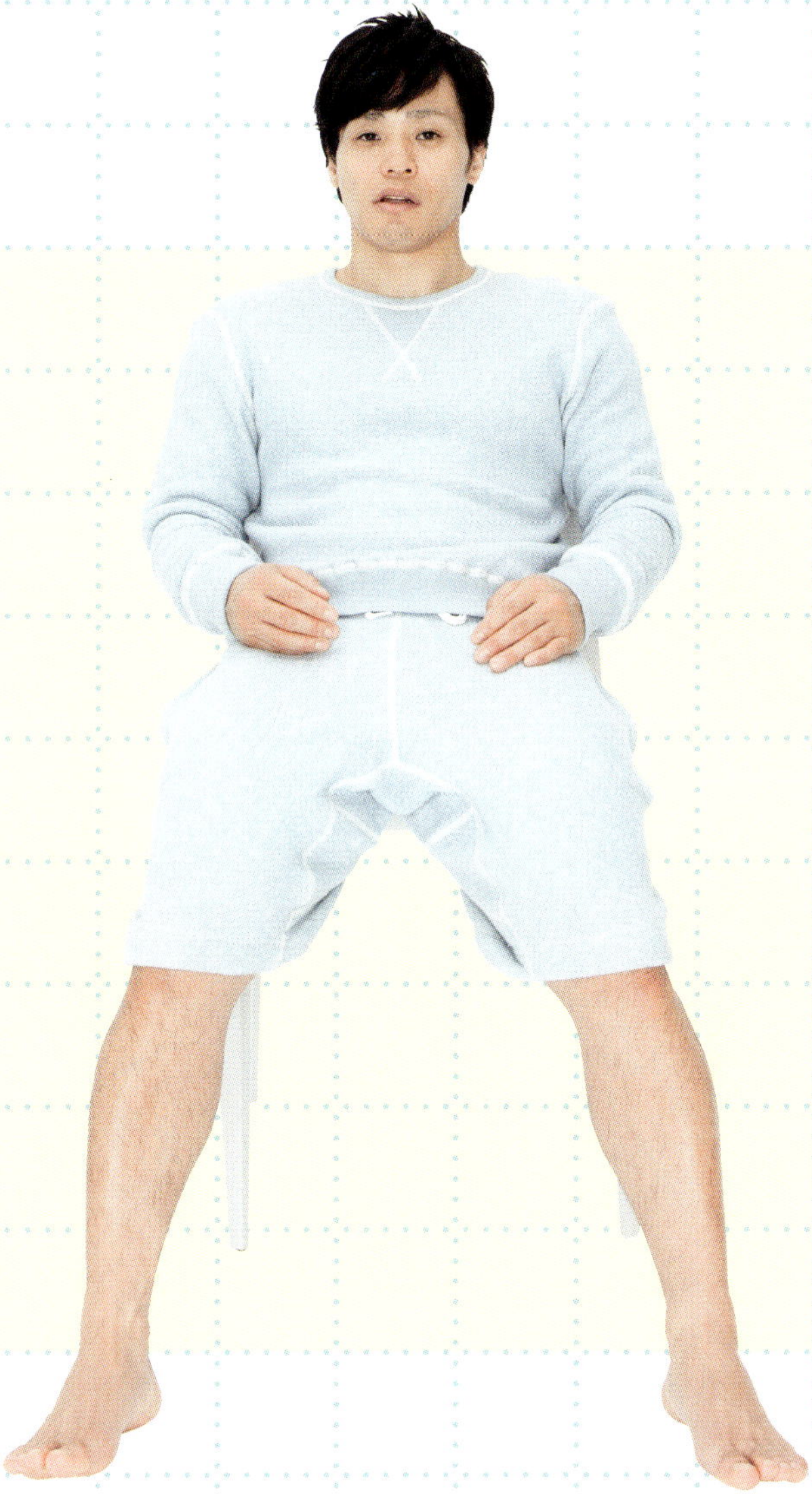

十分にリラックスした感覚を味わったら、ゆっくりと目を開ける。そのまま深い呼吸を３回くらい繰り返す。カラダを動かさず、外の世界に感覚を慣らしていく。

9

「両手を握ったり開いたりする」

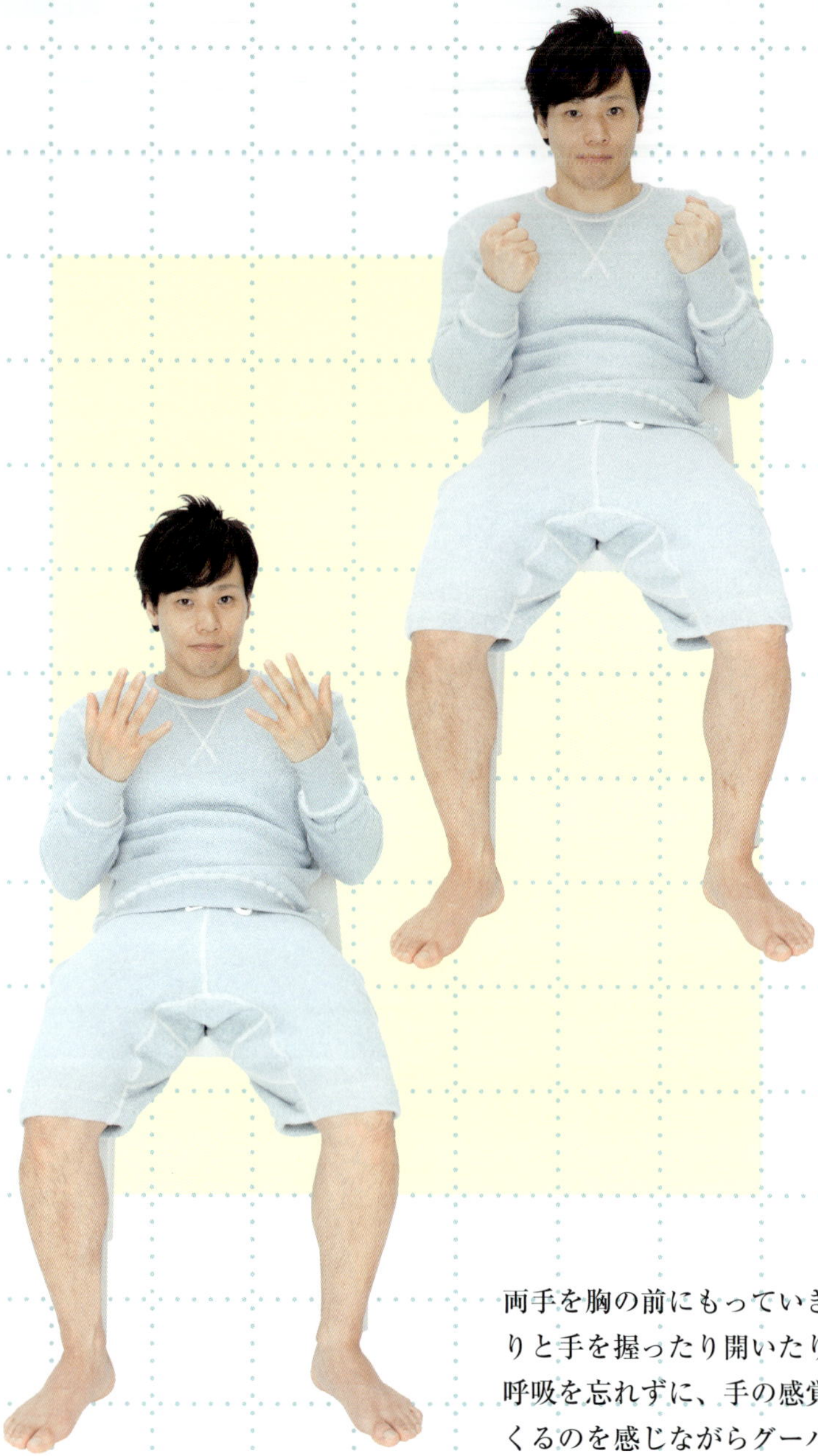

両手を胸の前にもっていき、ゆっくりと手を握ったり開いたりさせる。呼吸を忘れずに、手の感覚が戻ってくるのを感じながらグーパー運動を３回程度行う。

10

「ゆっくりと立ち上がり、その場で足踏み」

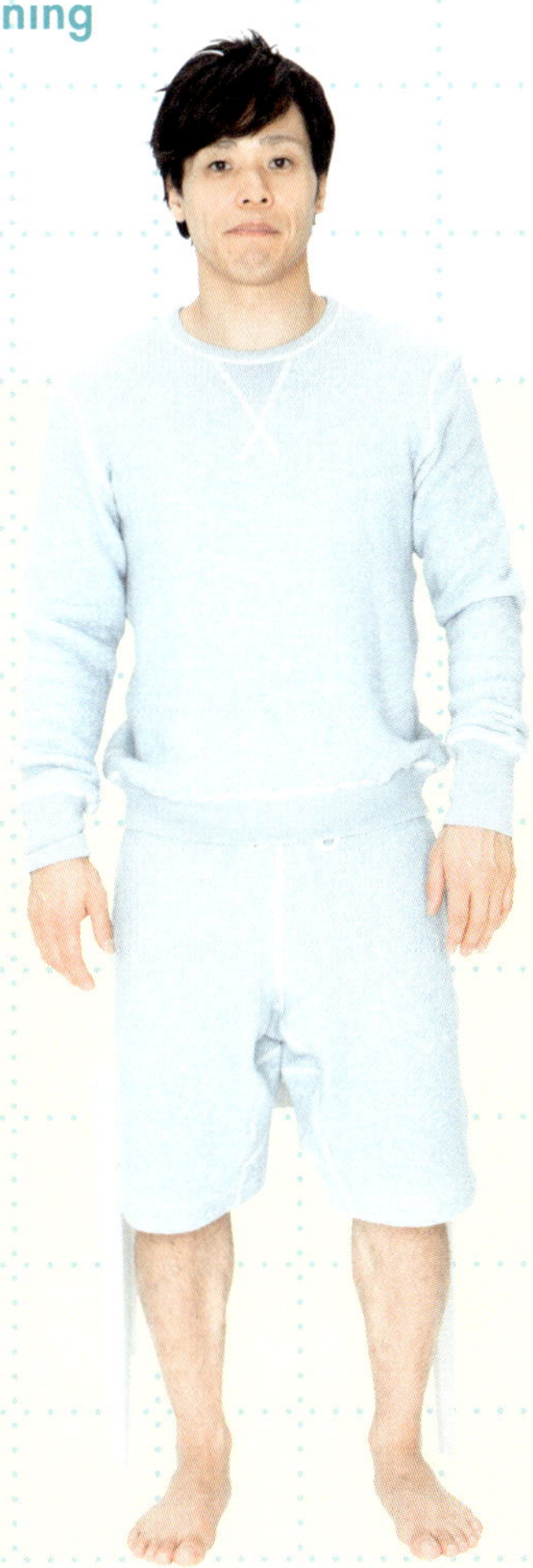

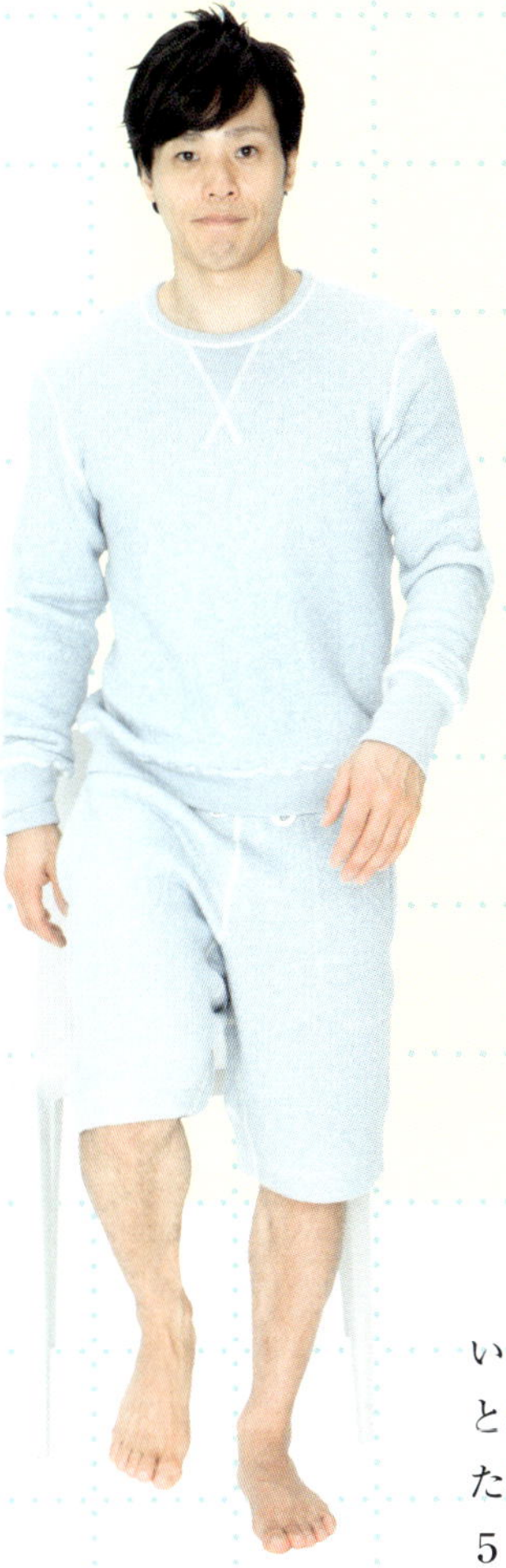

いきなり立ち上がらずに、ゆっくりと椅子から立ち上がる。床に寝ていた場合はさらにゆっくり。その場で5、6回足踏み運動。これで筋肉はすっかりゆるんだ状態に。

清水流の工夫を伝授します。

Q 腰に違和感があり、寝付きが悪いのですが。

A 腰が張って寝られないという経験は僕にもありました。そんなときよくやっていたのは、背骨と腰の筋肉をゆるませるポーズです。寝る前にやってみてください。

まず床に仰向けになって椅子に両脚を乗せ、腰と床の間に隙間をつくります。隙間をつくることで、ずっと収縮している脊柱がゆるんで楽になります。数分間この姿勢を保つと効果的です。

いってみればこれは、腰にゆるみをつくる自己整体のようなもの。ぎっくり腰の対処にも効果的だと思います。

それから、朝起きるときは腰に負担をかけないよう、いきなり起きないことも大事です。僕は、ベッドの上でカラダを転がしてうつ伏せ姿勢から起きて、足から床に降ろします。それが自然に身についてますね。

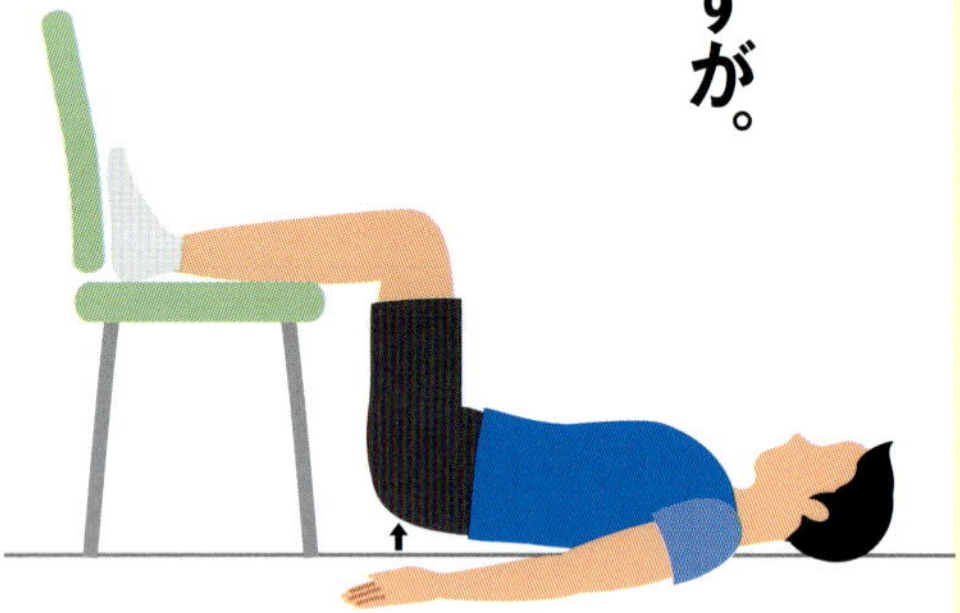

Q おすすめの寝具はありますか？

A よく、せんべい布団がいいと聞きますけど、筋肉量などによって適したクッションは異なるので、一概にいいとは言えません。ちなみに僕は、お尻の筋肉のボリュームが大きいのでベッド派です。

おすすめなのは抱き枕。内ももに抱き枕を挟んで横向きに寝る。エビのようなポーズで寝ると、腰がとてもリラックスします。

抱き枕でなくても、タオルケットやバスタオルを丸めて代用することで、同じような効果が得られますよ。

日常の腰痛対策は?

お答えします!

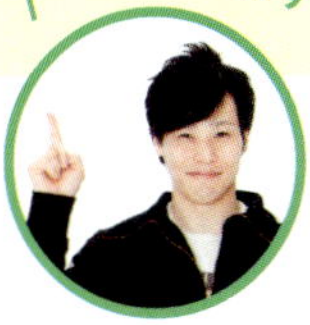

Q ランニングを始めたいのですが、注意点を教えてください。

A まず、靴をきちんと選んでください。ソール、とくにかかとの部分が厚いものがおすすめです。ソールが薄いと、それだけ衝撃が膝や腰にかかってしまいます。あとは反りのいいシューズであること。先端が硬い靴はダメ。靴底に切れ目が入っているもののほうが、足裏から腰への負担が少ないです。

走るときのストレッチでおすすめなのは、10分走ってストレッチを5分行う、または5分走って1分ストレッチをするという方法。最初は歩くくらいの速さのジョギングからスタートして、カラダを温めてからストレッチを取り入れるのがポイントです。

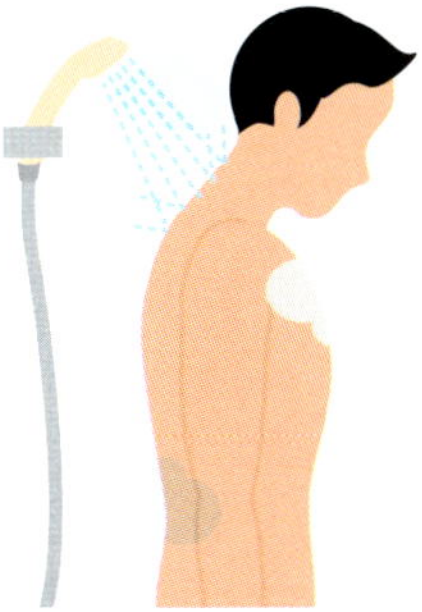

Q 入浴時、カラダをリラックスさせる方法は?

A 基本的に慢性的な腰痛や、昔、腰のあたりに怪我をしたという人は、腰周辺を温めたほうがいいと思います。血流が促されて固まった筋肉がリラックスします。逆に熱っぽいときは冷やしたほうがいい。

海外などのホテルで浴槽がないとき、僕がよくやっていたのは首の後ろや膝の裏に熱いお湯をかけること。冬場など、浴槽に入る前、すぐにカラダを温めたいときに有効です。

おわりに

清水流「腰痛メソッド」、いかがでしたか？

この本を出した目的は、みなさんの腰痛の症状改善に少しでも役立てていただくことです。これまで何をしても効果が得られなかったという人に、少しでも凝りや痛みが楽になったと感じてもらえたなら、これほど嬉しいことはありません。

でも、腰痛の症状は十人十色。１００人いたら１００通りの改善方法があるはずです。僕が提供するメソッドもそのうちのごく一部。この方法は、高速道路の一番太い道のようなもの。箱崎ジャンクションの渋滞を解消する交通整理のようなものです。

滞っている場所を流してあげれば、エネルギーや血液の循環も自動的によくなっていきます。あとは、それぞれの国道に至る道路が渋滞しないよう、細かいケアをしていけばいい。日々のケアで凝りや疲れを蓄積させないことで、突然のぎっくり腰も避けられます。

腰痛の8割は、はっきりとした原因が分からない、自分で治すことができるものと言われています。それなら、自分自身の力で治していく気持ちをもち、工夫していくしかありません。その人にあった改善の方法は、探していけば必ず見つかるはず。

この本がそのきっかけとなることを、心から望んでいます。

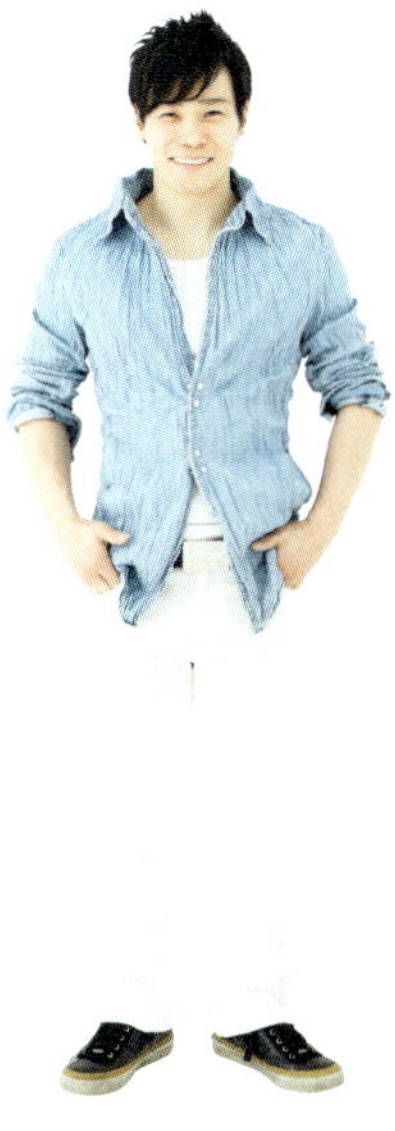

清水宏保

しみず・ひろやす
元スピードスケート選手。98年長野オリンピックの500mで金、1000mで銅、02年ソルトレイクシティの500mで銀メダルを獲得。現在はテレビ、ラジオ、講演などで活躍。

金メダリストが考えた
世界一の腰痛メソッド

2012年7月26日　第1刷発行

著者	清水宏保
発行者	石﨑 孟
発行所	株式会社マガジンハウス
	〒104-8003　東京都中央区銀座3-13-10
受注センター	☎049-275-1811
書籍編集部	☎03-3545-7030
印刷・製本	凸版印刷株式会社

撮影	中島慶子
スタイリング	近藤 昌（TOOLS）
ヘア&メイク	TOYO
イラスト	中川原 透
編集協力	石飛カノ
製作協力	柳 浩史
	エイベックス・マネジメント株式会社
衣装協力	jun hashimoto
	wings + horns
	BROCKTON GYMNASIUM
ブックデザイン	竹村紀子
	小幡好美

ISBN978-4-8387-2459-8　C0075

マガジンハウス　ホームページ
http://magazineworld.jp/